Bild und Wort zur Säuglingspflege

Unterrichts- und Nachschlagebuch

von

Elisabeth Behrend

Mit einem Geleitwort von Dr. med. Riehn

Kinderarzt und leitendem Arzt der Hannoverschen Kinderheilanstalt

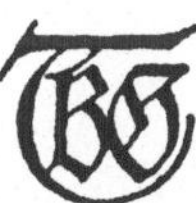

1928

Springer Fachmedien Wiesbaden GmbH

Best.-Nr. 9379

ISBN 978-3-663-15633-8   ISBN 978-3-663-16208-7 (eBook)
DOI 10.1007/978-3-663-16208-7

Zum Geleit

Die Praxis der Säuglingspflege hat, seitdem Säuglingspflege planmäßig gelehrt wird und zum Gegenstand der Unterweisung in Anstalten, Mütterkursen und Schulen geworden ist, umso größere Bedeutung gewonnen, je mehr sie wissenschaftlich erforscht und theoretisch begründet wurde.

Wie überall, so lehrt auch hier die tägliche Erfahrung, daß zwischen dem theoretischen Wissen um die Bedürfnisse des Säuglings und der Kunst, ihnen praktisch zu genügen, in den mannigfachen Schwierigkeiten des Einzelfalles nur gar zu häufig Lücken entstehen, welche zu überbrücken weder dem guten Wollen der Mutter noch dem pflichttreuen Eifer der Säuglingsschwester gelingt. Die noch so vorzüglich bestandene Prüfung nach beendeter Ausbildung in der Säuglingspflegeschule beweist noch nicht ihre Fähigkeit, bei der Pflege in der Familie stets die zweckmäßigsten Mittel und Wege zu finden, wo die Verhältnisse naturgemäß oft ganz anders geartet sind. Mit noch viel weniger Berechtigung wird von der durchweg nur kurzfristigen Säuglingspflege-Ausbildung von Hebammen, Wochenpflegerinnen, Wohlfahrtspflegerinnen und Müttern selbst erwartet werden dürfen, daß sie genügen kann, um das nötige Rüstzeug zur Beherrschung der in der praktischen Ausübung der Säuglingspflege auftretenden Schwierigkeiten zu bieten, ganz abgesehen davon, daß einmal Gehörtes und Gelerntes rasch vergessen wird.

Hier will und kann „Bild und Wort zur Säuglingspflege" helfen, ein Unterrichts- und Nachschlagebuch von einer bisher weder der Form noch dem Inhalt nach in irgendeinem der zahllosen der Säuglingspflege gewidmeten Lehrbüchern und Schriften erreichten Anschaulichkeit und Gründlichkeit. Seine Verfasserin ist durch ihre, in

20 Auflagen und rund 400 000 Exemplaren verbreitete „Säuglings=
pflege in Reim und Bild" bereits weitesten Kreisen bekannt. Sie hat
sich jetzt die Aufgabe gestellt, die wissenschaftlichen Grundlagen der
Pflege und Erziehung des Säuglings und ihre praktische Anwendung,
wie sie der Unterzeichnete in vielen Jahren kinderärztlicher Arbeit im
Krankenhaus und in der Familie vertreten, und die sie selbst in eigener
Pflegetätigkeit vielfach erprobt hat, gemeinverständlich darzustellen und
durch eine große Zahl eigener bildhafter Zeichnungen dem Verständnis
der Leserin nahezubringen.

Wer viel mit Säuglingspflege zu tun hat, weiß, daß meist weniger
die Kenntnis allgemeiner Regeln als die praktische Erfahrung
und namentlich die sichere Beherrschung der vielerlei scheinbar ganz
unbedeutenden Kleinigkeiten der Säuglingspflegekunst für den
Erfolg ausschlaggebend sind. Wenn daher die Verfasserin den Abschnitt
über Stilltechnik in diesem Sinne mit ganz besonderer Liebe und
Gründlichkeit bedacht hat, so gebührt ihr neben dem Dank stillfreudiger
Mütter die rückhaltlose Anerkennung aller derjenigen, welche in der
natürlichen Ernährung nach wie vor die sicherste Grundlage einer plan=
mäßig und zielbewußt auf die Gesunderhaltung der Nachkommenschaft
bedachten Pflege und Erziehung erblicken.

Möge auch diesem Buch ein Erfolg ähnlich wie der „Säuglingspflege
in Reim und Bild" beschieden sein!

Hannover, Dezember 1927

Dr. med. W. Riehn
Oberarzt
der Hannoverschen Kinderheilanstalt

Vorwort

Erschautes prägt sich nun einmal besser ein als nur Gehörtes. Darum unterrichtete auch ich meine Schülerinnen möglichst an Hand von Abbildungen. Mein Wunsch war schon immer, sie ihnen als Büchlein mitgeben zu können. Meine „Säuglingspflege in Reim und Bild" war unter einem anderen Gesichtspunkt geschrieben, nämlich: den Müttern die einfachsten Grundbegriffe zu vermitteln. Dies Buch aber sollte den ganzen Gang des Unterrichts bringen, in einfachen Zeichnungen dargestellt und in knappem Text, der das Wesentliche stichwortartig zusammenfaßt, damit es der Schülerin alles Gelernte wieder klar und lebendig werden läßt, wenn — vielleicht nach Jahren — das Leben die Kenntnisse von ihr fordert.

Nun endlich liegt es vor mir, „Bild und Wort zur Säuglingspflege", das Unterrichts- und Nachschlagebuch, und wandert hinaus als Gruß an Euch alle, meine Schülerinnen! Aber auch andern Lehrenden und Lernenden möchte es ein hilfreicher Freund werden.

Hannover, Dezember 1927

Elisabeth Behrend

Inhalt

I. Warum lernen wir Säuglingspflege?

Die Sterblichkeit im ersten Lebensjahr ist höher als in allen übrigen Lebensaltern, abgesehen vom hohen Greisenalter, wo der Tod als natürlicher Abschluß des vollendeten Lebens erscheint. Im Säuglingsalter aber rafft er eben Geborene hinweg, die ihr Leben noch vor sich haben sollten!

Warum sterben so viele kleine Kinder? Ist es unvermeidlich oder können wir etwas dagegen tun? Manchmal sind es wirklich von vornherein elende, lebensschwache Kinder, die erkranken und sterben, oder Krankheiten, die wir nicht verhüten können, aber leider nur zu oft bietet sich uns das folgende Bild, das uns die Frage abnötigt:

Von je 1000 Lebenden des betreffenden Alters starben im Laufe eines Jahres (in Preußen 1924):

Lebensjahr	0—1	—2	—3	—5	—10	—15	—20	—25	—30	—40	—50	—60	—70	—80	üb. 80
männlich ———	128,2	17,7	7,1	3,9	1,9	1,6	3,4	5,4	4,8	4,6	7,4	15,5	36,5	87,6	203,7
weiblich -----	104,5	16,1	6,5	3,6	1,8	1,5	2,8	4,0	4,5	5,0	6,8	12,7	31,2	79,9	192,8

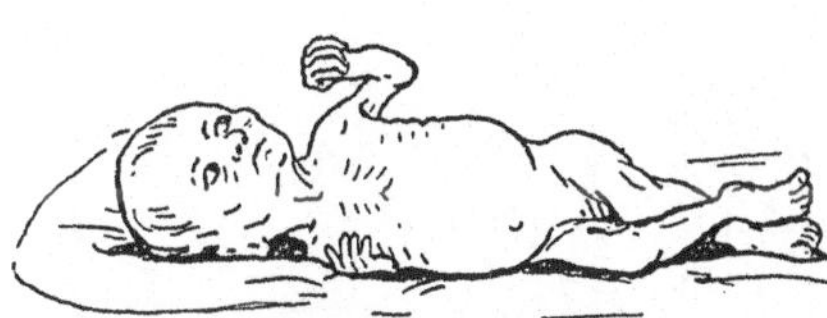

Unglück, oder

Kind mit schwerer Ernährungsstörung.
Es erhielt täglich 1½—2 l Vollmilch. Muttermilch hat es nie bekommen.

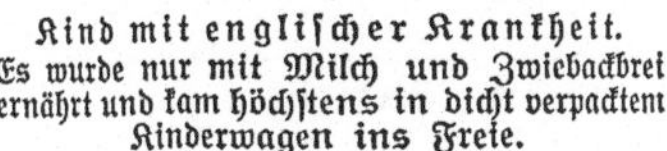

Kind mit englischer Krankheit.
Es wurde nur mit Milch und Zwiebackbrei ernährt und kam höchstens in dicht verpacktem Kinderwagen ins Freie.

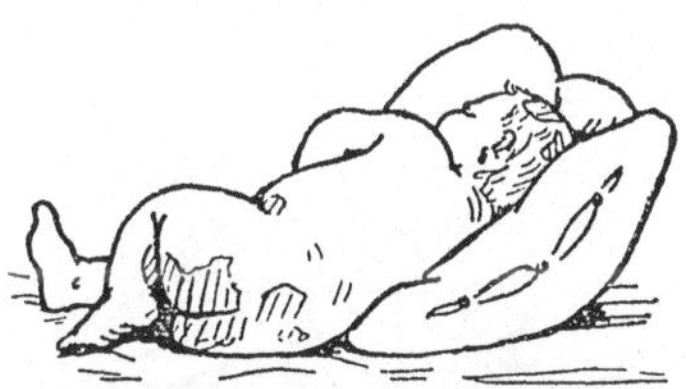

— Schuld??

Fettes, schlaffes Kind,
bis zum Rücken und zu den Waden wund. Kopfgrind. Es lag in Gummi eingeschlagen in sehr dicken Federbetten.

Zur Säuglingspflege gehören Kenntnisse!

Viele Kinder erkranken und sterben einfach durch Unwissenheit ihrer Mütter! Wie oft z. B. sind Überfütterung oder falsch gewählte Kost, überängstliches Fernhalten von Licht und Luft, allzu warme Bettung schuld, wenn die Kleinen leiden und elend zugrunde gehen!

Der „mütterliche Instinkt" genügt nicht! Wir sind zu naturfremd geworden. Vielen zivilisierten Menschen fehlt doch sogar die Empfindung für die Naturwidrigkeit der Flaschenernährung! Kenntnisse fordern wir für jeden Beruf. (Schneidern, Buchführen usw.) Wieviel notwendiger sind sie für die verantwortungsvolle Pflege eines Kindes, das unsere Fehler mit Leben und Gesundheit bezahlen muß! — Kenntnisse sind doppelt notwendig in Zeiten wirtschaftlicher Not, die uns zwingen, mit Menschenleben, Gesundheit, mit Zeit und Material sparsam umzugehen.

Welchen Einfluß haben Ernährung und Pflegebedingungen?

Von je 100 Kindern der betreffenden Gruppe starben:

(Nach Abzug der Todesfälle der ersten 4 Lebenstage, abgerundete Zahlen, bearbeitet nach den Ermittlungen über Säuglingsernährung, Hannover, Juni 1912.)

Unter günstigen wirtschaftlichen Verhältnissen (bei Selbständigen und Angestellten.)

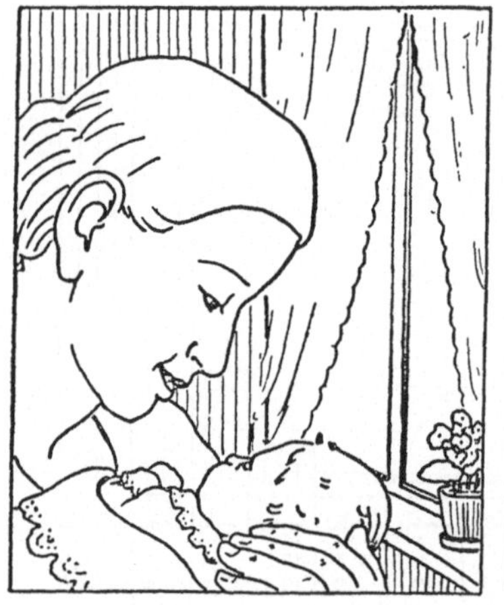

Brustkinder		Flaschenkinder
	1. Vierteljahr	
† †		† † † † † † †
	2. Vierteljahr	
†		† † †
	3. Vierteljahr	
†		†
	4. Vierteljahr	
†		†

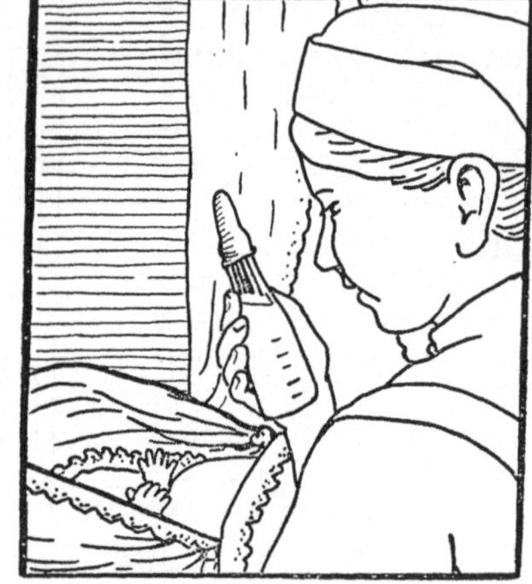

Unter ungünstigen wirtschaftlichen Verhältnissen (bei Gehilfen, Arbeitern, Unterbeamten).

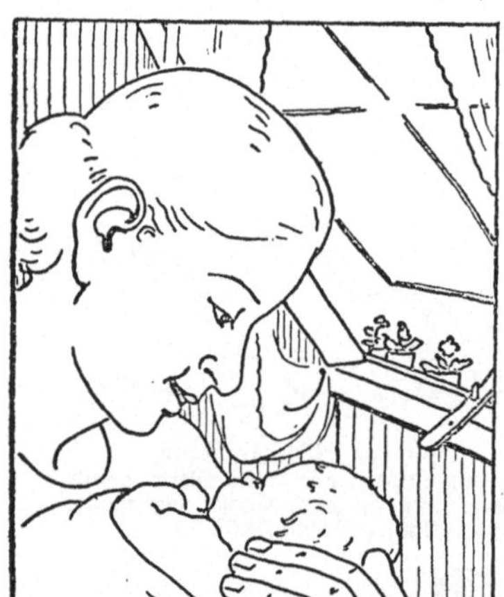

Brustkinder		Flaschenkinder
	1. Vierteljahr	
† †		† † † † † † † † † † † † † † † † † †
	2. Vierteljahr	
† †		† † † † †
	3. Vierteljahr	
†		† † †
	4. Vierteljahr	
†		†

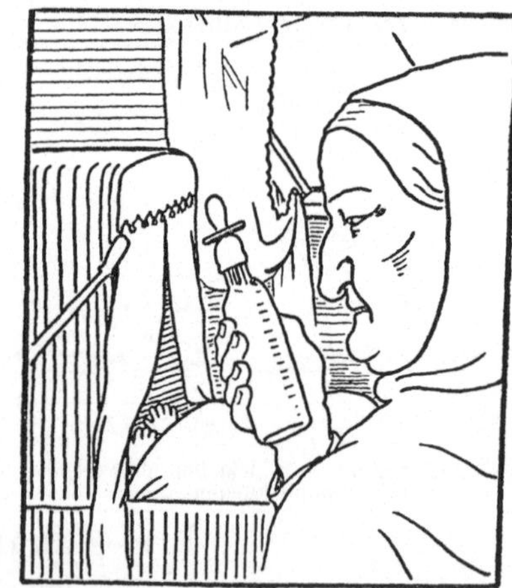

Je jünger das Kind, je ungünstiger die wirtschaft=
lichen Verhältnisse, desto größer ist die Gefahr —
aber hauptsächlich für das Flaschenkind! Flaschen=
kinder der Wohlhabenden sind schlechter gestellt
als Brustkinder der Armen! Muttermilch ist
des Kindes bester Schutz!
Aber auch die Pflege, die sich, wenn auch nicht
exakt, in der wirtschaftlichen Lage dargestellt, ist
nicht gleichgültig. Unsinnig ist die Behauptung,
daß Kinder, die ungepflegt, bei verkehrter Nahrung
aufwachsen, die kräftigsten würden. Es kommt vor,
daß sie trotz allem gesund bleiben, aber die gün=
stigsten Aussichten hat das Brustkind bei guter
Pflege.

Natürliche Ernährung und gute Pflege des Kindes setzen die Säuglingssterblichkeit herab.

Geburtenzahl und Säuglingssterblichkeit in Deutschland 1901—1925.

Die Zahl der Geburten ist im ganzen, besonders in den Kriegsjahren, stark gesunken. Je weniger Kinder geboren werden, desto wichtiger ist es, sie am Leben, vor allem aber gesund zu erhalten.

—— = Zahl der Lebendgeborenen auf je 1000 Einwohner.

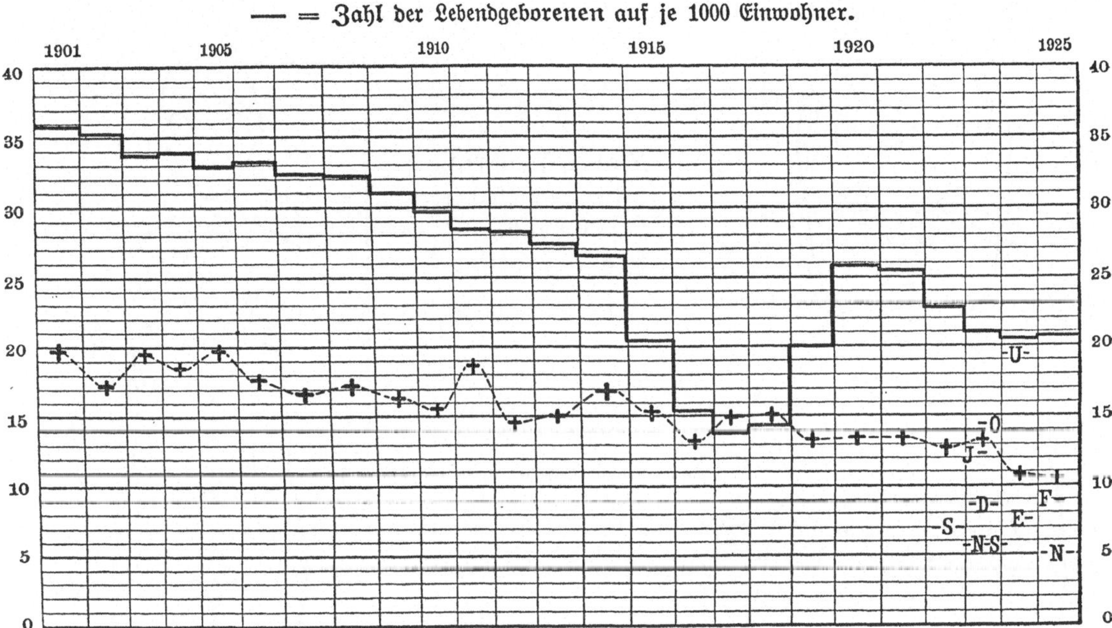

+++ = Von je 100 Lebendgeborenen starben im ersten Lebensjahr in Preußen.

Die Säuglingssterblichkeit zeigt bemerkenswerte Bewegungen:

seit 1906 deutliches Sinken: die Kinderheilkunde hat eine bedeutende Entwicklung erfahren; Säuglingsfürsorge (Mütterberatung und Säuglingspflege=Unterricht) setzt an immer mehr Orten ein. 1911: hohe Sterblichkeit — heißer Sommer (viele Brechdurchfälle, meistens bei Flaschenkindern). 1914: kleiner Gipfel — Kriegsausbruch; dabei stillten viele Mütter ihre Kinder mitten im Sommer plötzlich ab, viele Fürsorgesprechstunden fielen aus.

Säuglingssterblichkeit im benachbarten Auslande.

U: Ungarn   E: England
O: Österreich   S: Schweiz
J: Italien   N-S: Norwegen=Schweden
F: Frankreich   N: Niederlande
D: Dänemark

Was bei unsern Nachbarn, z. B. Norwegen, Schweden, Niederlande, möglich ist, müßte bei uns auch erreichbar sein!

Falsch ist die Annahme, Säuglingssterblichkeit sei nur ein „erwünschtes Zugrundegehen der Minderwertigen", denn:
1. Viele gesund Geborene erkranken und sterben durch unnatürliche Ernährung und falsche Pflege.
2. Außer den Gestorbenen sind viele dadurch erkrankt und vielleicht fürs ganze Leben geschwächt.
3. Sogar schwächlich Geborene können bei richtiger Behandlung gesunde, kräftige Menschen werden.

Die Bekämpfung der Säuglingssterblichkeit ist notwendig!

II. Die Eigenart des kindlichen Körpers als Grundlage der Pflegeregeln.

Von Bau und Tätigkeit des menschlichen Körpers und seiner Organe soll nur besprochen werden, was zum Verstehen der Pflegeregeln dient.

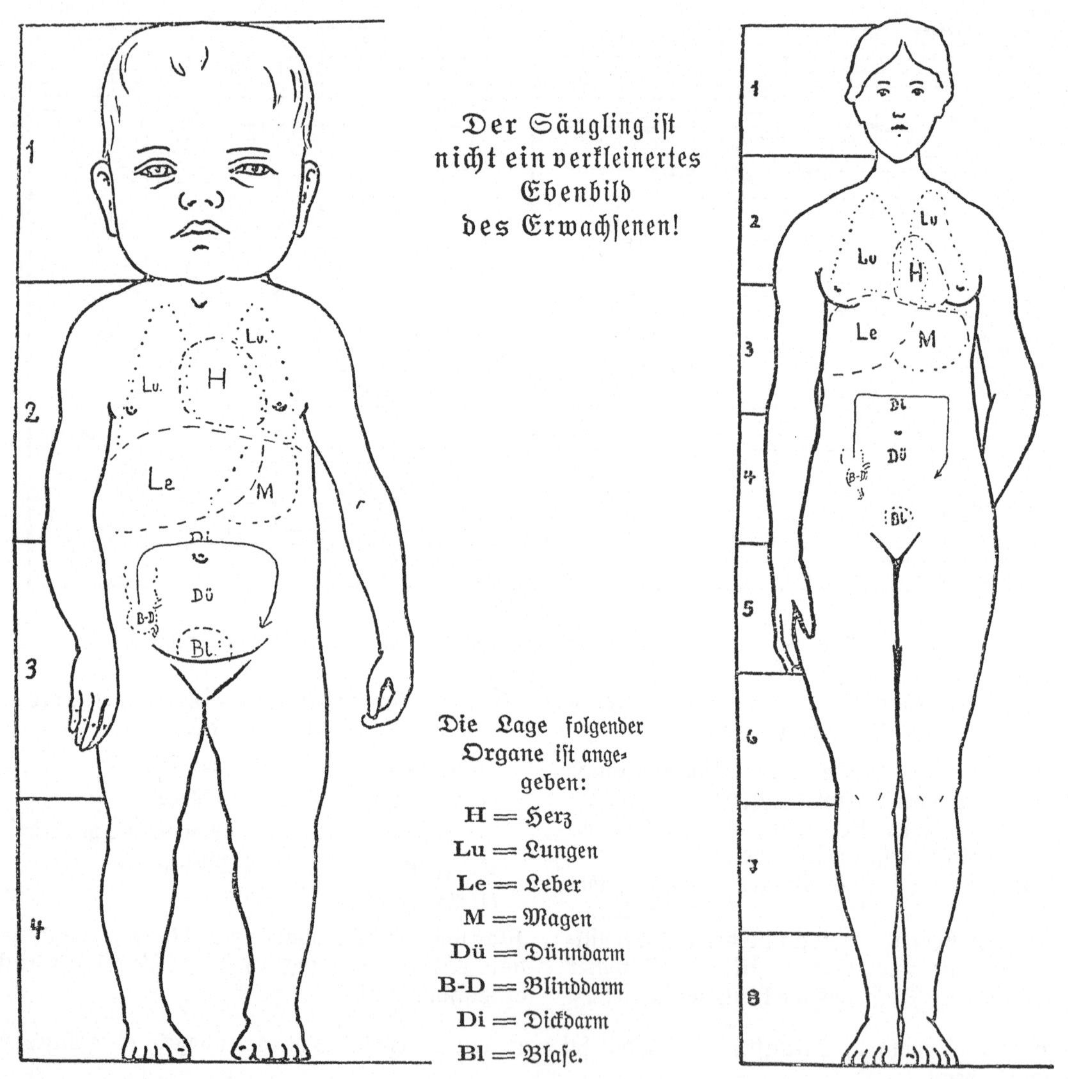

Größenverhältnisse: Der Kopf des Neugeborenen ist verhältnismäßig groß, ungefähr $\frac{1}{4}$ der Ge= samtlänge, der des Erwachsenen $\frac{1}{7}$—$\frac{1}{8}$ der Gesamtlänge.

Der Hals ist kurz, der Rumpf walzenförmig, die Glieder kurz und rundlich.

Pflegeregel: Beim Hochheben Neugeborener ist der schwere Kopf zu unterstützen.

Maße und Gewicht.

Messen des Kindes:

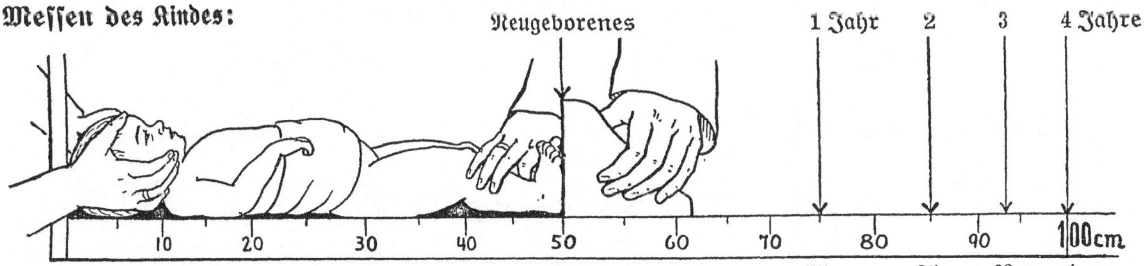

Neugeborenes · · · 1 Jahr · 2 · 3 · 4 Jahre

	Neugeborenes	1 Jahr	2	3	4 Jahre
Länge (durchschnittl.): · · · · · · · · · · ·	50 cm	75 cm	85 cm	93 cm	1 m
Kopfumfang: · · · · · · · · · · · · · ·	35 cm	45 cm			50 cm
Brust- und Leibumfang (ungefähr gleich) · · ·	32 cm	45 cm			50 cm

Pflegeregel: Wesentliche Abweichungen sind zu beachten, besonders, wenn z. B. Kopf oder Leib unverhältnismäßig dick werden. Die Maße sind bei der Wahl des Lagers und der Kleidung zu berücksichtigen.

Wiegen des Kindes:

Abbildungen von Waagen: S. 50.

Im allgemeinen wird das Gewicht des bekleideten oder in ein Tuch gehüllten Kindes festgestellt und davon das Gewicht dieser Sachen abgezogen. Das Kind soll stets zur gleichen Tageszeit gewogen werden.

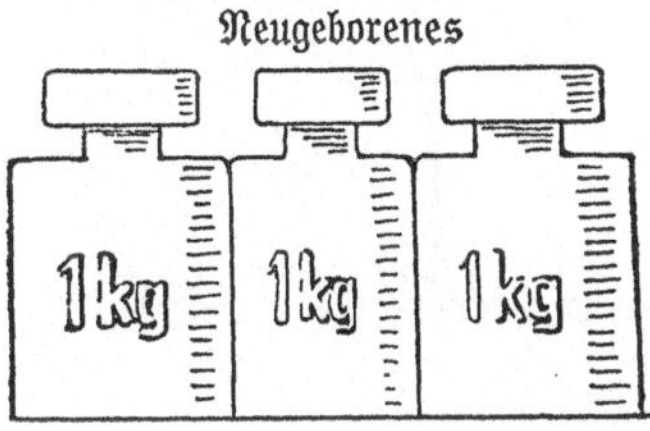

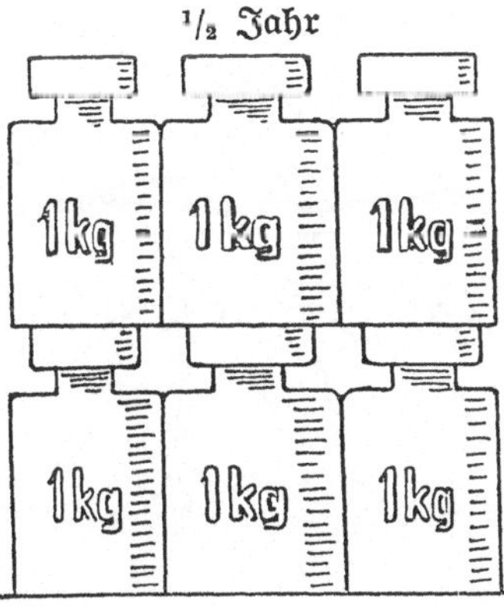

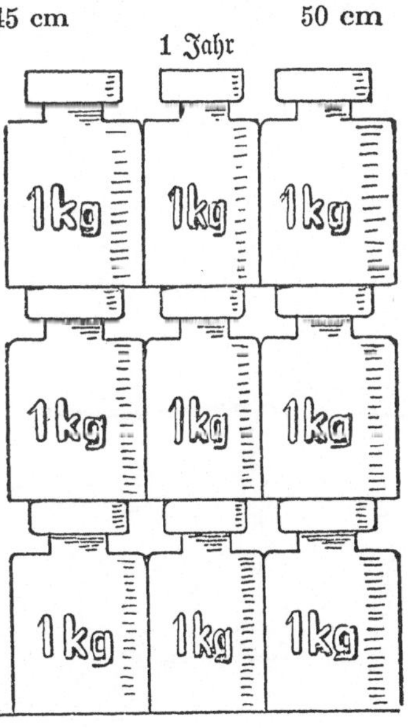

Neugeborenes

½ Jahr

1 Jahr

Das Neugeborene wiegt meistens 3—3½ kg. In der ersten Lebenswoche nimmt es ab, im Mittel 200—300 g. Nach 2—3 Wochen ist meistens das Geburtsgewicht wieder erreicht, das häufig nach ½ Jahr verdoppelt, nach einem Jahr verdreifacht und nach drei Jahren verfünffacht ist. (5 mal 3 = 15 kg Gewicht des Dreijährigen.) Im ersten Lebensjahr beträgt die wöchentliche Zunahme also im Mittel 120 g, wobei Wochen mit höherer Zunahme (200—300 g) und Wochen mit geringerer Zunahme oder Stillstand sich gegenseitig ausgleichen.

Pflegeregel: Nicht überängstlich das Gewicht beobachten oder das Kind allein danach beurteilen!

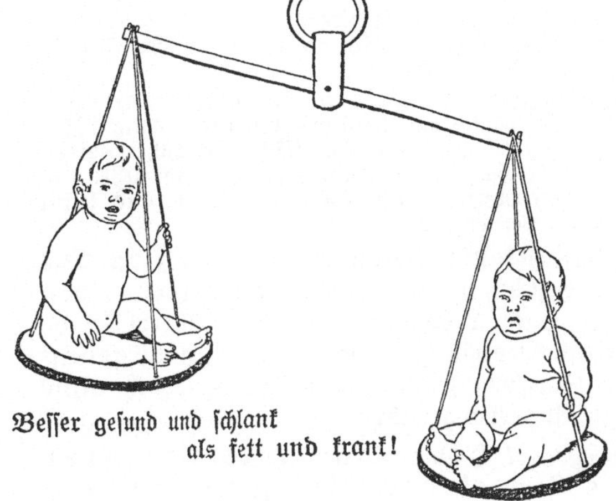

Besser gesund und schlank
als fett und krank!

2*

Die Haut.

Die unsaubere, wunde Haut ist Tummelplatz und Eingangspforte für Krankheitskeime.

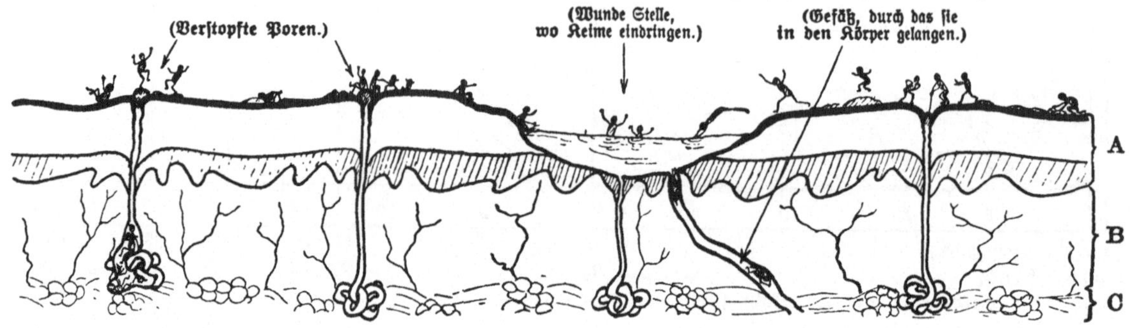

Die saubere gesunde Haut ist der rechte Schutz des Körpers!

A = Oberhaut, äußere Hornschicht.
B = Lederhaut mit Blutgefäßen und Nerven.
C = Unterhaut-, Fett- und Bindegewebe.

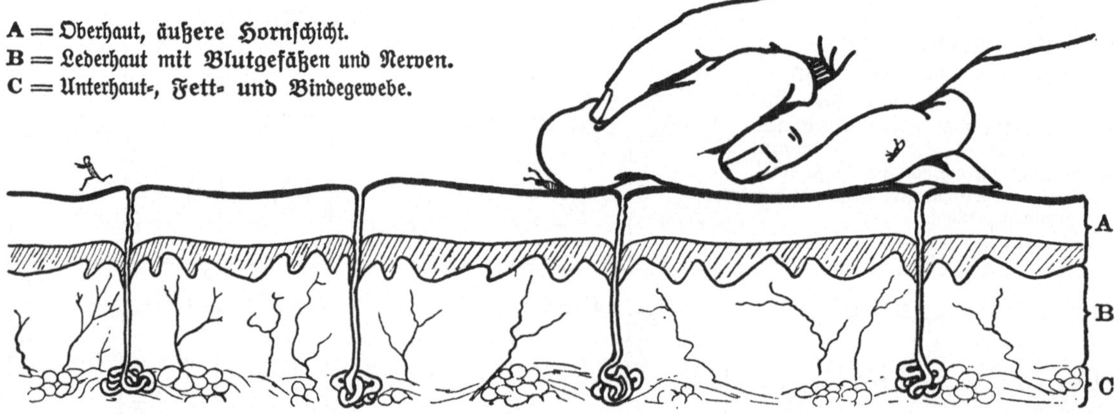

Die Haut dient:

1. als Schutzhülle des Körpers,
2. zur Ausscheidung gasförmiger und flüssiger Stoffe (Ausdünstung, Schweiß),
3. zur Regelung der Körperwärme: bei Kälte verengen sich die Hautgefäße (Gänsehaut), das warme Blut entfernt sich aus der Oberfläche; bei Hitze weiten sich die Hautgefäße (Rötung,) das Blut kühlt sich an der Oberfläche ab. Schweiß tritt aus und kühlt durch Verdunsten.

Säuglingshaut ist besonders weich und zart. Die Farbe ist bei Neugeborenen ziemlich rot; in den zwei ersten Lebenswochen ist vorübergehende Gelbfärbung häufig. Später sieht die Haut gesunder Säuglinge frisch und rosig aus, jedoch ohne eigentliche Wangenröte.

Pflegeregel: Hände waschen vor Berühren des Kindes! Das Kind sauber halten!

Gute Hautpflege soll die Haut gesund und leistungsfähig erhalten. Schädlich sind: Unsauberkeit, Luftabschluß (Gummihose!) und zu viel Wärme. Unnötiges Schwitzen „zehrt", (Verlust von Saft und Kraft) und verursacht, daß sich die Kinder besonders leicht erkälten, weil die erschlaffte, feuchte Haut beim Aufdecken übermäßig abkühlt.

Schleimhaut kleidet Mund, Nase, Augen usw. aus. Auch sie ist beim Säugling besonders zart.

Pflegeregel: Jede unnötige Berührung, besonders solche mit unsauberen Gegenständen (Schnuller!) vermeiden! Eßgeschirr, vor allem aber Taschentücher nie gemeinsam benutzen! Nie den Mund auswischen, nie mit dem Finger nach Zähnchen suchen! Säuglinge nicht ins Gesicht, besonders nicht auf den Mund küssen!

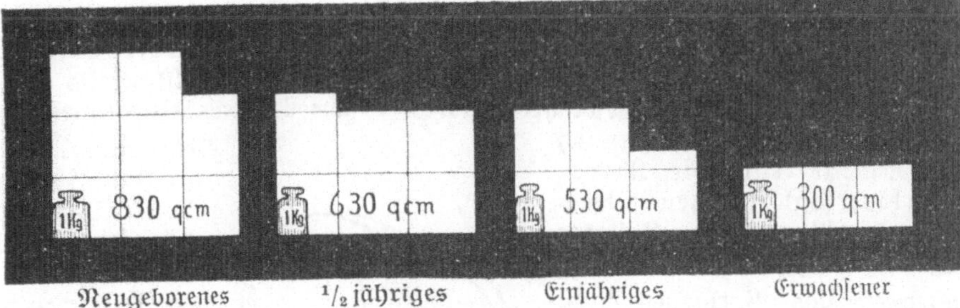

Pflegeregel: Durch die große Oberfläche kann der Säugling leichter als der Erwachsene abkühlen, aber auch erhitzt werden. Vor beidem ist er zu schützen. Seine Hautpflege ist besonders wichtig.

Die Muskeln.

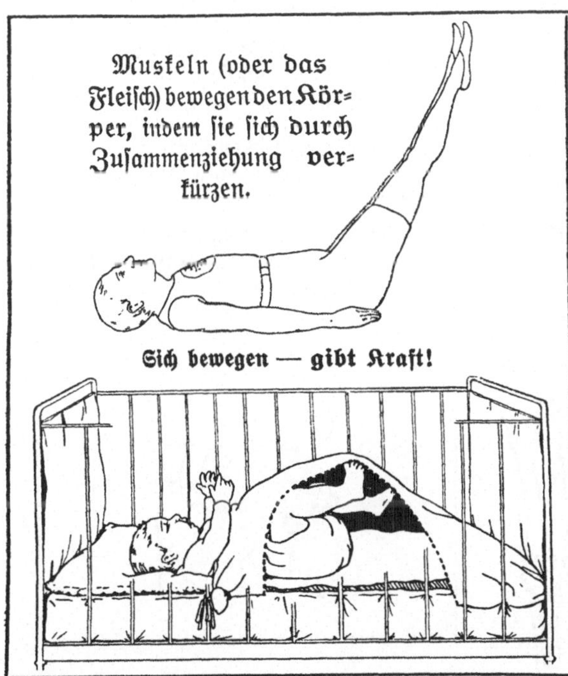

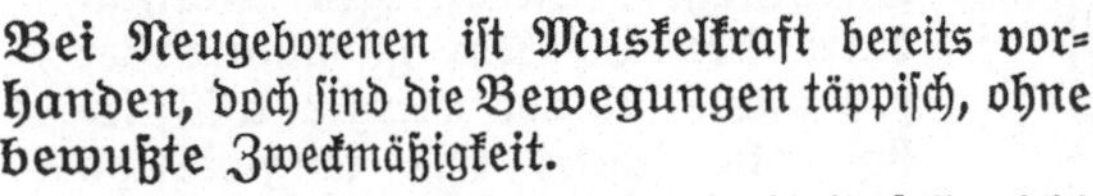

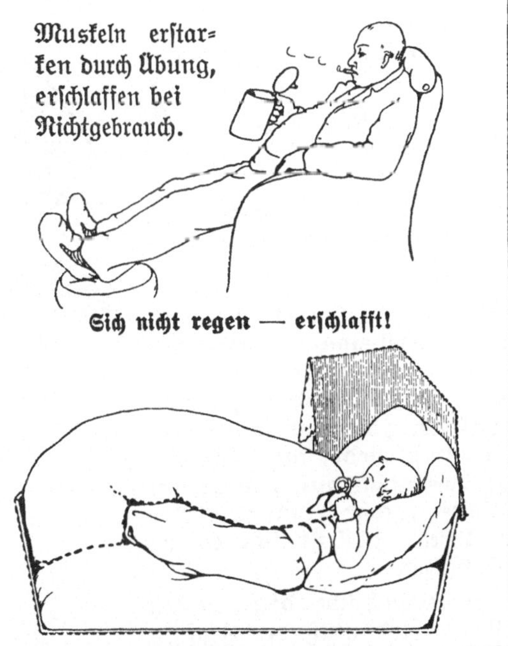

Bei Neugeborenen ist Muskelkraft bereits vor=handen, doch sind die Bewegungen täppisch, ohne bewußte Zweckmäßigkeit.

Pflegeregel: Die Bewegungsfreiheit soll nicht durch festes Einbündeln oder schwere Federbetten gehemmt werden! Strampeln usw. stärkt das Kind! Aufrechte Haltung (Sitzen) darf erst dann zugemutet werden, wenn sich das Kind selbst auf=richtet, und nur kurze Zeit, da die Muskeln noch schnell ermüden.

Das Fett.   Es dient:

1. als Polster gegen Druck und Stoß,
2. als Schutz gegen Abkühlung,
3. als Vorratsstoff.

Bei Säuglingen ist es meistens reichlich vorhanden, und zwar unter der Haut, daher die weichen run=den Formen.

Pflegeregel: Niemals macht das Fett den Wert des Kindes aus [S. 5] im Gegenteil, zu fette Kinder sind oft wenig widerstandsfähig!

Knochen.

Knochen sind das Stützgerüst des Körpers. **Säuglingsknochen** enthalten mehr Knorpelmasse (vgl. die knorpelreichen Knochen junger Tiere, z. B. im Kalbsfrikassee); sie sind daher weicher und verbiegen leichter. Später lagern sich mehr Kalksalze ein, die Knochen werden härter (vgl. Knochen im Rindfleisch). Im Alter werden sie spröde und brechen leichter.

Pflegeregel: Das Verbiegen ist zu verhüten: richtig lagern, tragen. Richtige Ernährung, Licht und Luft sollen der krankhaften Erweichung durch englische Krankheit vorbeugen.

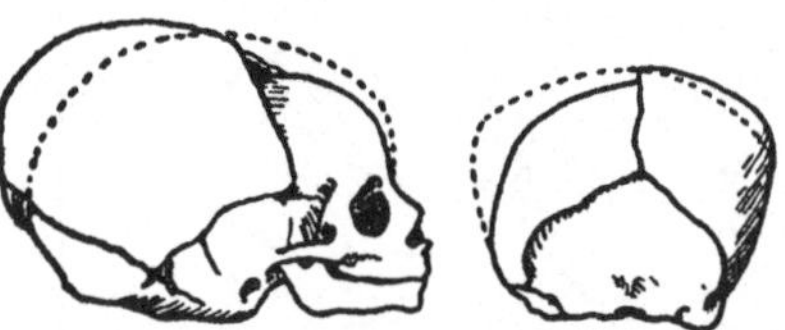

Verschiebung der Schädelknochen durch die Geburt. (Gezeichnet nach Bumm, Lehrbuch der Geburtshilfe).

Schädel: Die einzelnen Knochen sind noch nicht fest miteinander verwachsen und können sich bei der Geburt ohne Schaden für das Kind gegeneinander verschieben; die Kopfform gleicht sich von selbst wieder aus. Die viereckige **Knochenlücke** auf dem Scheitel des Kindes, „große Fontanelle" oder „das Leben", schließt sich erst im 2.—3. Halbjahr.

Pflegeregel: Auch über dieser weichen Stelle darf und muß der Kopf gesäubert werden!

Zähne (Zahnkeime) liegen bereits bei der Geburt im Kiefer; sie wachsen allmählich, und meistens erscheinen nach ½ Jahr zuerst die unteren mittleren Schneidezähne. Das Einjährige hat gewöhnlich 6—8 Zähne, das Zweijährige das fertige Milchgebiß, 20 Zähne. Der Zeitpunkt des Zahndurchbruches schwankt auch bei gesunden Kindern in weiten Grenzen. Zahnen ist ein normaler Wachstumsvorgang, aber keine Krankheit! Allenfalls ist das Zahnfleisch geschwollen, das Kind unruhig und will gern beißen.

Pflegeregel: Nie wegen der Unruhe unregelmäßig oder zu viel Nahrung geben! Das Kind darf keine unsauberen Finger oder Gegenstände in den Mund stecken! Nie mit dem Finger nach Zähnchen suchen! Von solchen Fehlern kann das Kind krank werden — und dann soll das „Zahnen" schuld sein! Vor allem niemals Krankheiten unbehandelt lassen im Glauben, „es käme vom Zahnen!" „Zahnketten" sind nutzlos (Aberglauben!) und schaden, wenn sie drücken, reiben oder unsauber sind (Samtband!).

Durch Fingerlutschen kann der Kiefer verbiegen und schlechte Zahnstellung entstehen, die abgesehen von der Unschönheit zu ungenügendem Kauen und zu Mundatmung mit ihren Nachteilen führen kann.

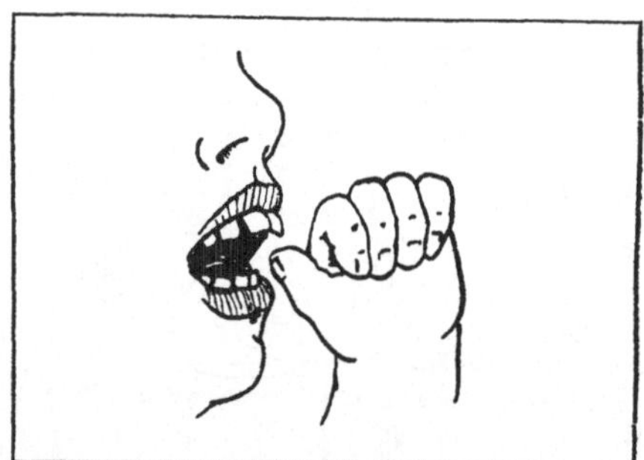

Pflegeregel: Rechtzeitiges Verhindern des Lutschens ist schonender für das Kind und weniger kostspielig als später eine langwierige Korrektur der Zahnstellung, bei welcher — ebenfalls durch dauernden Druck, — am festeren Kiefer des Schulkindes zurechtgebogen werden muß, was der dauernde Druck des Lutschfingers am weichen Knochen des kleinen Kindes verbogen hat.

Die Wirbelsäule ist beim Säugling gerade ge=streckt und biegsam. Erst mit der aufrechten Kör=perhaltung bildet sich die S=Form aus.

Pflegeregel: Damit des Kindes Rücken nicht schief und krumm wird, soll es auf fester, flacher Matratze liegen und darf erst sitzen, wenn es sich selbst aufrichtet! Bauchlage und Kriechen stärken den Rücken.

Der Brustkorb des Säuglings ist tonnenförmig (bei Erwachsenen abgeflacht), die Rippen stehen dauernd fast rechtwinklig zur Wirbelsäule, also in Einatmungsstellung; Ausdehnung und Zusam=menziehung der Lunge ge=schieht deshalb vorwiegend durch abwechselndes Höher= und Tiefertreten des Zwerchfells (Bauchatmung).

Pflegeregel: Weder Brust noch Bauch dürfen eingeengt wer=den! Nicht wickeln! Bei fal=schem Tragen oder Sitzen kann sich der Brustkorb verbilden, vor allem bei englischer Krank=heit. [Abb. unten und S. 1.]

Die Beckenknochen sind noch nicht fest verwachsen, sondern durch Knorpelzwischenstücke ver=bunden. Beckenverbiegungen (durch englische Krankheit!) kön=nen ernste Folgen haben (Ge=burtshindernis).

Pflegeregel: Vorzeitige Be=lastung des Beckens (Aufsitzen, Tragen) sind besonders bei Mädchen zu vermeiden.

Richtiges Tragen kleiner Säuglinge.

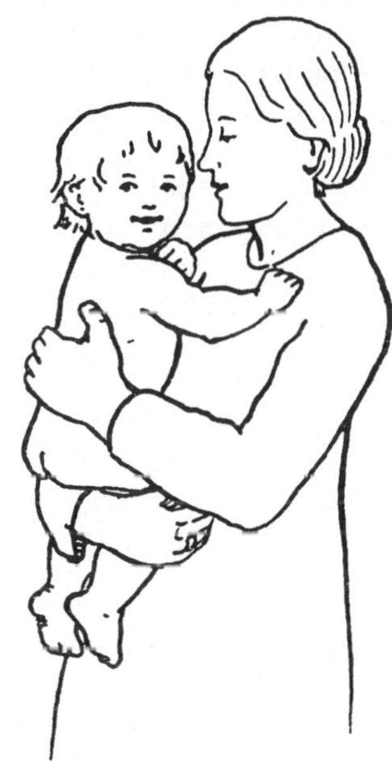

Richtiges Tragen älterer Säuglinge.

Die Knochen der Arme und Beine sind Verbiegun=gen besonders ausgesetzt.

Pflegeregel: Stehen und Laufen ist erst erlaubt, wenn es das Kind von selbst tut. Man trage die Kinder so selten wie möglich! Klei=nere liegen auf dem Arm [siehe oben], ältere sitzen der Mutter zugewendet und so, daß die Beine nicht schief gedrückt liegen. Stets trage man abwech=selnd auf dem rechten und linken Arm.

Falsches Tragen und Folgen von falschem Tragen.
Man beachte, wie genau die Verbiegungen von Rücken, Brust und Beinen der Haltung auf dem Arm entsprechen!

Der Blutkreislauf.

Das Herz [vgl. Abb. S. 4] ist die treibende Kraft des Blutkreislaufes. In der Minute hat das Neugeborene 130—150 Pulsschläge, der Erwachsene 70—80.

Der Blutkreislauf befördert alle nötigen Stoffe im „Zellenstaat" des menschlichen Körpers. Er holt sie von den Aufnahme-Organen (Lunge, Darm), versorgt alle Körperzellen mit dem, was sie brauchen, und bringt die verbrauchten Abfallstoffe zu den Ausscheidungsorganen (Lunge, Niere, Haut). Er befördert auch die „Kampftruppen" des Körpers (weiße Blutkörperchen) zu gefährdeten Körperstellen.

Pflegeregel: Der Blutkreislauf darf weder direkt (durch einschnürende Bänder) noch indirekt (durch Behinderung der Atmung und Bewegung) beeinträchtigt werden.

Der Blutkreislauf vor der Geburt.

Auch schon vor der Geburt hat das Kind seinen eigenen Blutkreislauf. Sein Herz pumpt sein Blut durch die Adern der Nabelschnur zum

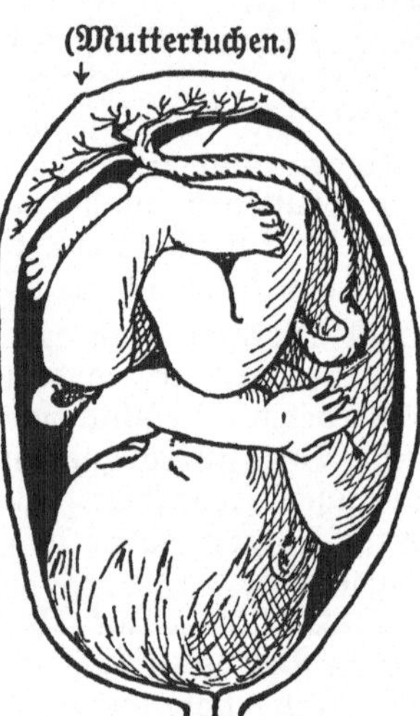

Das Kind vor der Geburt in seinem „Nest", der Gebärmutter.

„Mutterkuchen", wo die kindlichen Adern gleichsam im mütterlichen Gewebe festgewurzelt und vom mütterlichen Blut umspült sind; dort gibt es seine Abfallstoffe an das mütterliche Blut ab, erhält dafür Nährstoffe und frischen Sauerstoff und fließt damit zum Kinde zurück. Nach der Geburt hört dieser Kreislauf auf, des Kindes eigene Organe (Lunge, Ernährungsorgane usw.) treten in Tätigkeit. Die Nabelschnur wird blutleer; sie wird unterbunden und durchschnitten. Das kurze Stück am Kinde trocknet ein, fällt nach einigen Tagen ab und nach 3—4 Wochen ist der Nabel trocken und verheilt.

Pflegeregel: Peinlichste Sauberkeit bei Versorgung der Nabelschnur und Nabelwunde ist nötig, sonst kann tödliche Blutvergiftung entstehen! Das Eintrocknen darf nicht durch Fett, Pflaster oder dgl. behindert werden! Jede Blutung, jede Entzündung ist sofort vom Arzt zu behandeln! Sondert der Nabel nach 4—5 Wochen noch Feuchtigkeit ab, frage man gleichfalls den Arzt.

Die Lymphe.

Lymphe ist farbloses Blutwasser, das durch die Blutgefäßwände sickert, alle Körpergewebe durchtränkt und u. a. ihren Stoffaustausch (Atmung, Ernährung) vermittelt. Lymphgefäße sammeln sie und führen sie dem Blutkreislauf wieder zu. **Lymphknoten,** früher Lymphdrüsen genannt, sind wie Filter an bestimmten Stellen eingeschaltet. Schwellung dieser Lymphknoten zeigt, daß dort schädliche Stoffe bekämpft werden, die oft von entfernt liegenden Stellen stammen.

Pflegeregel: Bei Lymphknotenschwellungen muß der Arzt die eigentlich kranke Stelle ermitteln und behandeln.

Beispiel, wo und wodurch Lymphknoten anschwellen können. Meistens lassen sich die Schwellungen besser tasten als sehen.

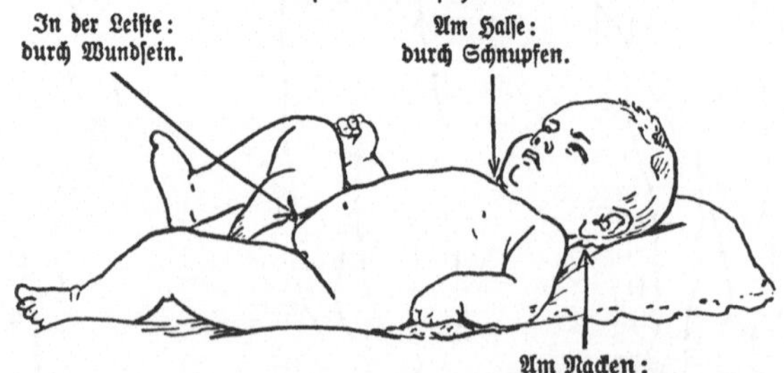

Selbstverständlich gibt es noch andere Stellen und andere Ursachen.

Atmungsorgane.

Die Nase wärmt und reinigt die einströmende Luft, deshalb soll durch die Nase geatmet werden und nicht durch den Mund. Durch Kehlkopf (Stimmorgan) und Luftröhre gelangt die Luft in die Lungen, wo das Blut den frischen Sauerstoff holt und Kohlensäure abgibt, die ausgeatmet wird.

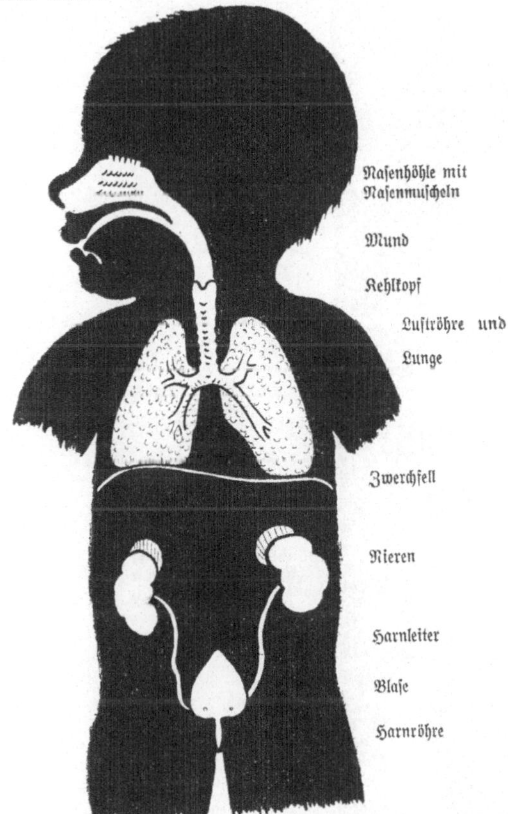

Die Atmungsorgane des Kindes beginnen ihre Tätigkeit, sobald die Sauerstoffversorgung durch die Nabelschnur aufhört. Mit dem ersten Schrei des Neugeborenen wird die Lunge aber noch unvollkommen entfaltet; gelegentliches Schreien stärkt und erweitert sie. Die Zahl seiner Atemzüge beträgt in der Minute ungefähr 35, bei Erwach-

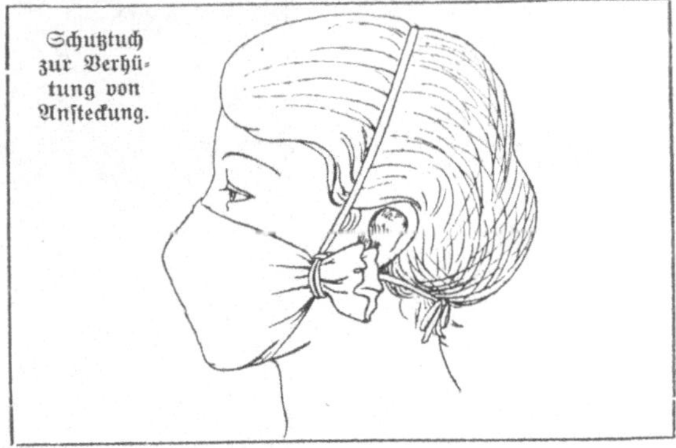

senen 16—18. Der Sauerstoffbedarf des Kindes ist verhältnismäßig groß, denn es erzeugt viel Wärme und hat durch das starke Wachstum einen lebhaften Stoffwechsel.

Pflegeregel: Säuglinge brauchen viel reine frische Luft! Überheizte Luft trocknet die zarten Schleimhäute der Luftwege aus und macht sie noch empfindlicher, als sie ohnehin sind. Staub, vor allem aber direkte Ansteckung sind sorgfältig zu vermeiden, denn ein für Erwachsene harmloser Schnupfen oder Husten kann bei Säuglingen zu lebensgefährlicher Lungenerkrankung werden! Wenn Mutter oder Pflegerin erkältet sind, binden sie bei der Versorgung des Kindes ein Taschentuch vor Mund und Nase.

Die Nieren.

Die Nieren scheiden die wasserlöslichen Abfallstoffe aus dem Blute als Harn oder Urin ab. Die Harnleiter bringen ihn zur Blase, wo er gesammelt und von Zeit zu Zeit entleert wird. Das Harnlassen willkürlich zu regeln, lernt das Kind meistens erst im 2.—3. Halbjahr und soll mit 2—3 Jahren „sauber" sein.

Der Harn ist klar und hell. Rötlich-sandige Spuren in den Windeln Neugeborener sind harmlos. Die Menge beträgt ungefähr $\frac{2}{3}$ der getrunkenen Flüssig-

keit. Harn, namentlich von Flaschenkindern, zersetzt sich rasch (stinkt!) bei Anwesenheit von Bakterien.

Pflegeregel: Oft trockenlegen! Die Windeln stets gut reinigen! Übermäßige Trinkmenge erschwert, abgesehen von andern Schäden, die Pflege und die Gewöhnung zur Sauberkeit. Bei Mädchen darf man nie Schmutz vom Darm nach vorn wischen, denn die stets darin vorhandenen Bakterien können durch die kurze Harnröhre leicht in die Blase gelangen und Erkrankungen verursachen.

Die Ernährungsorgane.

Sie treten erst nach der Geburt in Tätigkeit und bleiben noch monatelang abhängig von der Mutter, denn sie sind auf Muttermilch eingerichtet und versagen leicht bei unnatürlicher Ernährung [vgl. S. 2, Sterblichkeit der Flaschenkinder].

Pflegeregel: Auf Muttermilch darf nur im äußersten Notfall verzichtet werden! Flaschenkinder sind von Sachkundigen zu überwachen [S. 56.] Der Übergang auf gemischte Kost darf weder zu früh noch zu spät stattfinden. Wahl der Kost [S. 53—55].

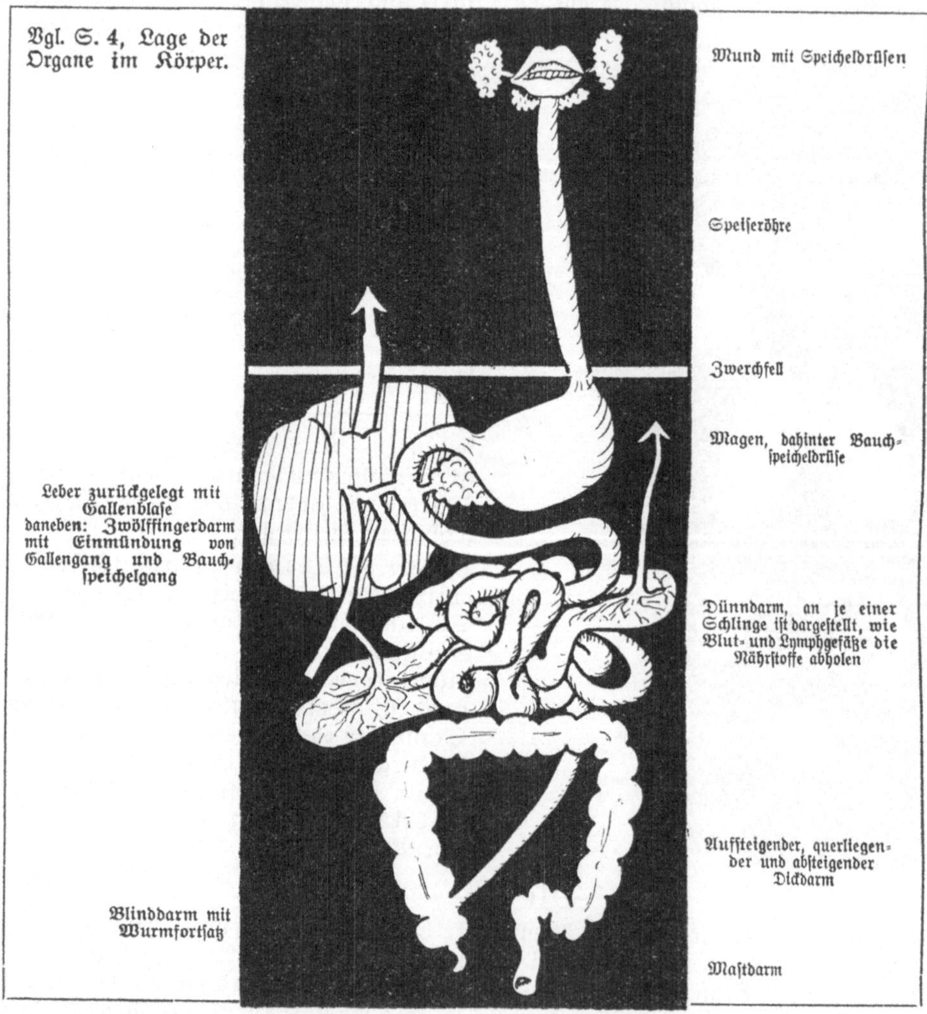

Der Mund ist zum Saugen eingerichtet durch Zahnlosigkeit, Ausbildung von Lippen, Zahnfleisch, Zunge; sehr wichtig ist der angeborene **Saugtrieb** (Saugreflex): das N e u g e b o r e n e saugt u n w i l l k ü r l i c h, sobald sein Mund irgendwie berührt wird; darum saugt es auch an der Mutterbrust, noch ehe sie nennenswert Milch spendet, und bringt sie dadurch in Gang.

Pflegeregel: Der Saugtrieb soll nicht mißbraucht werden, weder durch Schnuller noch Finger! Lutschen ist nicht ohne weiteres als Hunger zu deuten, denn auch gesättigte Kinder lutschen oft leidenschaftlich.

Die Speiseröhre führt die Nahrung durch den **Magenmund** in den Magen. Der Muskelring des Magenmundes ist noch schwach entwickelt, daher spucken Säuglinge leicht.

Pflegeregel: Alles, was Spucken veranlassen kann, ist zu verhüten: zu hastiges Trinken und Luftschlucken [S. 46 u. 60.], zu straffe Nabelbinde oder Kleidung (Wickelband!). Nach der Mahlzeit soll das Kind ruhig liegen. Beim Aufsetzen drückt sich der Magen leicht zusammen, ebenso bei ungeschicktem Trockenlegen usw.

Im Darm wird die Nahrung weiter aufgelöst durch den Saft der Bauchspeicheldrüse, die Galle aus der Leber und den Darmsaft. Die brauchbaren Stoffe saugt die Darmwand auf und gibt sie an Blut- und Lymphgefäße. Unwillkürliche Darmbewegungen schieben den „Speisebrei" weiter. Die Gesamtlänge des Säuglingsdarms beträgt ungefähr 3 m (6 mal die Körperlänge; bei Erwachsenen ungefähr $4\frac{1}{2}$ mal). Darmbakterien bevölkern besonders den Dickdarm. Die unverdauten Überreste des Speisebreis werden durch den Mastdarm ausgeschieden.

Säuglingsmagen bei der Arbeit.

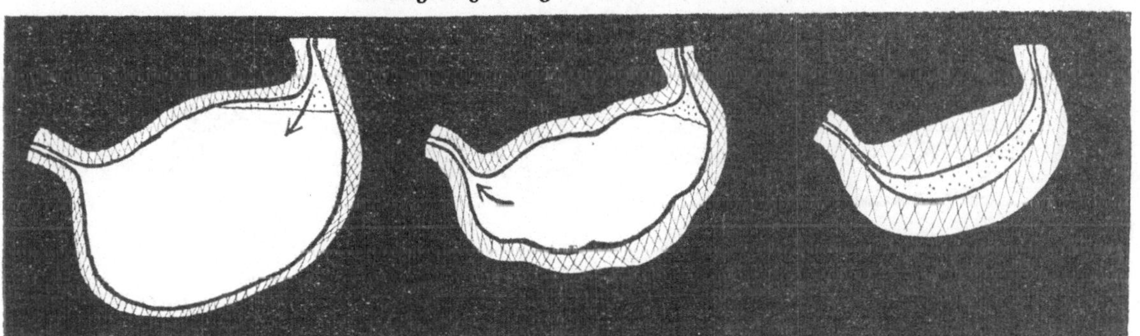

Abbildung A.

Der Magen faßt zuerst nur wenige ccm, gegen Ende des ersten Lebensjahres ungefähr $\frac{1}{4}$ l. Nach der Mahlzeit ist er ausgedehnt.

Pflegeregel: Den Magen nicht überfüllen! Überdehnen lähmt seine Arbeitskraft. Diese Gefahr droht hauptsächlich Flaschenkindern, denen die Nahrung bis zum Schluß mühelos zufließt.

Abbildung B.

Der Inhalt wird von der Magenwand umfaßt, mit Magensaft vermischt und allmählich durch den „Pförtner" in den Darm geschoben.

Pflegeregel: Diese Arbeit nicht durch neue Nahrungszufuhr stören!

Abbildung C.

Erst nach $2\frac{1}{2}$—3 Stunden bei Muttermilch, nach 3—4 Stunden bei schwerer verdaulicher Kuhmilch ist der Magen wieder leer und kann neue Arbeit (Nahrung) brauchen.

Pflegeregel: Mehr als fünf Mahlzeiten am Tag mit 4 Stunden Zwischenpausen führen besonders bei Flaschenkindern leicht zu Unruhe und Störungen.

Die Entleerungen des Neugeborenen sind pechschwarz, zäh, „Kindspech".

Die des Brustkindes sind eigelb, salbig, riechen säuerlich, nie unangenehm, erfolgen täglich 1 bis 3 mal. Nicht selten sind auch grüne Farbe, gehackte oder leicht schleimige Beschaffenheit, häufigere oder aber einige Tage ausbleibende Entleerungen.

Pflegeregel: Wenn das Brustkind sonst gesund ist und gedeiht, sind diese Unregelmäßigkeiten kein Grund zur Sorge oder gar zu Nahrungsänderung. Bei Krankheit oder Nichtgedeihen fragt man den Arzt.

Die Entleerungen des Flaschenkindes sind, je nach der Nahrung, hellgelb bis braun, breiig bis weich geformt, täglich 1—3 mal.

Pflegeregel: Bei Flaschenkindern ist jede Unregelmäßigkeit unbedingt zu beachten und der Arzt zu befragen, z. B. bei grauweißer Farbe, hartknolligem Stuhl, Verstopfung, bei Durchfall, Schleim- oder Blutbeimengungen usw. Jedesmal ist dem Arzte die letzte Entleerung zu zeigen, denn danach kann er auf den Zustand des Darmes und die Ausnutzung der Nahrung schließen.

Nerven und Gehirn.

Die Empfindungsnerven leiten gleich Telephondrähten alle Eindrücke, welche ihre Enden in den Sinnesorganen (Auge, Haut usw.) treffen, zu den „Telephonzentralen" Rückenmark und Gehirn. Von dort aus werden durch die Bewegungsnerven alle Muskelzusammenziehungen veranlaßt. Das geschieht entweder willkürlich, bewußt, oder aber rein „reflexartig", unwillkürlich, wie durchweg alle Bewegungen des Neugeborenen. Erst ganz allmählich bildet sich die bewußte Wahrnehmung und die Fähigkeit, Bewegungen willkürlich und zweckmäßig auszuführen.

Bestimmte Nerven (Sympathisches Nervensystem) haben keine direkte Verbindung zum Gehirn und bleiben stets unabhängig von unserem Bewußtsein und Willen. Solche Nerven versorgen z. B. die unwillkürlichen Muskeln unserer Organe (Herzschlag, Darmbewegungen usw.). Bei Neugeborenen ist der feinere Ausbau des Nervensystems noch nicht vollendet.

Beispiel, wie Gehirn und Nerven arbeiten:

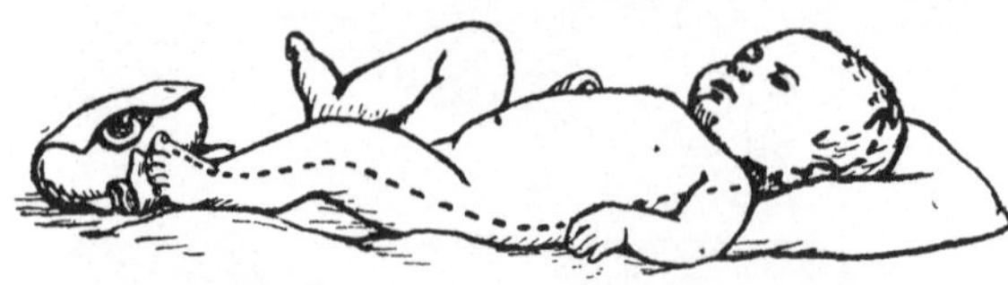

A. Empfindung.

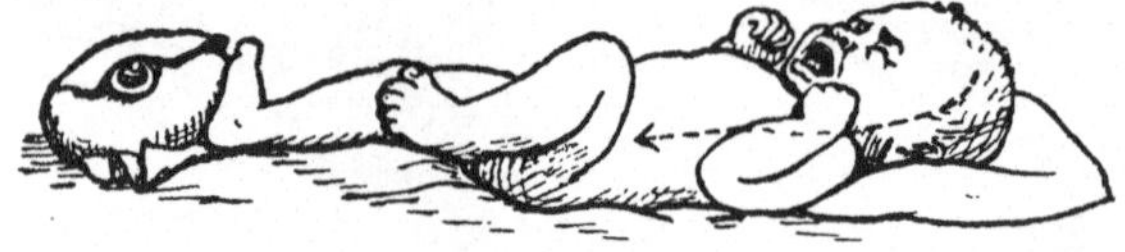

B. Bewegung.

A. Der Fuß berührt die heiße Wärmflasche. Der Empfindungsnerv telephoniert „Au!".

B. Das Gehirn telephoniert reflexartig sofort den Muskeln: „Strampeln, Schreien!" (instinktive Abwehr und Hilferuf); da aber das Kind die Wahrnehmung noch nicht verwerten, die Bewegungen nicht zweckmäßig leiten kann, tritt es immer wieder gegen die heiße Flasche.

Für das **noch in der Entwicklung begriffene Gehirn** des Säuglings bedeutet es eine gewaltige Leistung, alle die ihm neuen Wahrnehmungen allmählich zu erfassen, die einfachsten Bewegungen willkürlich ausführen zu lernen. Zu gesunder Entwicklung braucht es vor allem Ruhe, viel Schlaf! Ganz besonders in unserm „Zeitalter der Nervosität".

Pflegeregel: Jede unnötige Beschäftigung mit dem Säugling ist besonders in den ersten Lebensmonaten zu vermeiden!

Je mehr Ruhe, je weniger Anregung, desto mehr Schlaf, desto besseres Gedeihen.

Die Hautsinne: Gefühl für Berührung ist schon bei Neugeborenen vorhanden. Temperatursinn und Schmerzsinn scheinen wenig ausgeprägt zu sein. Z. B. erdulden Säuglinge ohne Abwehr sogar lebensbedrohliche Überhitzung, eine nicht seltene Ursache von plötzlichen Krämpfen und Todesfällen, besonders im heißen Sommer. — Verbrennungen an zu heißer Wärmflasche wurden mehr als einmal erst durch die großen Brandblasen bemerkt. Gegen Kälte wehren sich normale Säuglinge schon eher durch Geschrei und Strampeln, während Elende oder Frühgeborne still an Unterkühlung zugrunde gehen können. — Schmerzhafte kurze Operationen konnten ausgeführt werden, während anstatt Narkose das hungrige Kind die Flasche trank.

Pflegeregel: Sorgfältige Überwachung, richtige Pflege müssen das Kind beschützen. Schmerzen, die es selbst verhältnismäßig leicht überwinden und vergessen kann, soll man ihm nicht unnötig durch Bedauern zum Bewußtsein bringen! Schutzimpfung oder etwa nötige schmerzhafte Hautoperationen läßt man am schonendsten möglichst früh machen.

Die Sinnesorgane.

Die segensreiche Wirkung des Augenschutzes

Nach Prof. Credé, Leipzig 1884.

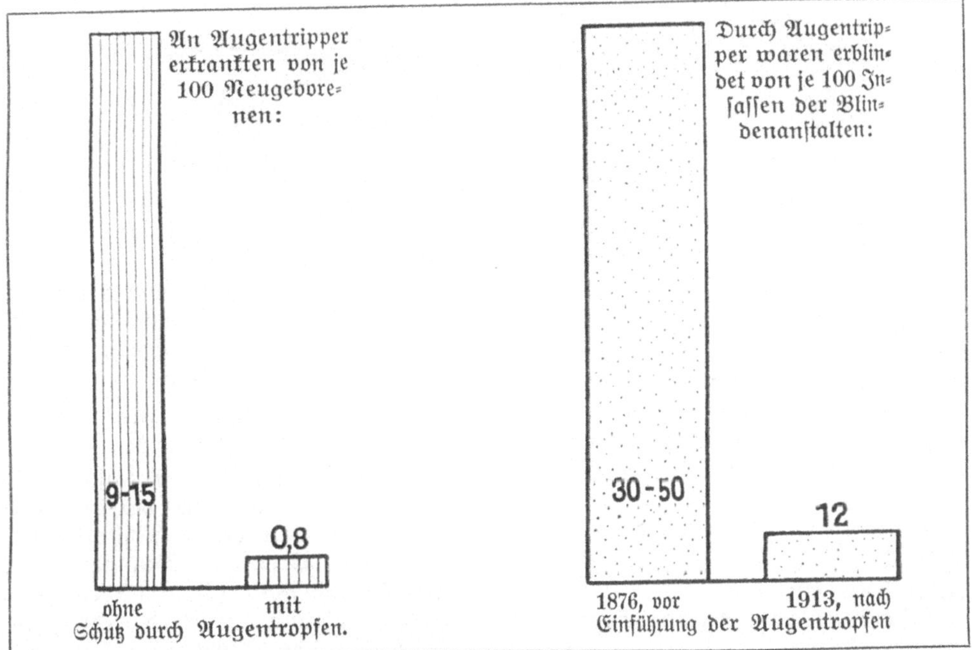

Das Auge. Das Neugeborene blinzelt nur bei Blendung; nach 2—3 Wochen beginnt es Licht oder helle Gegenstände mit dem Blick zu verfolgen, und erst mit 2—3 Monaten lernt es beide Augen richtig auf etwas einzustellen (fixieren). *Pflegeregel:* Säuglinge schlafen vorzüglich bei hellem Tageslicht; man gewöhne sie nicht an dunkle Vorhänge, schütze sie nur gegen Sonnenblendung. Vorübergehende ungeschickte Augenstellung (Schielen) ist ohne Bedeutung.

Die Schutzvorrichtungen am Auge sind noch wenig entwickelt: seltener Lidschlag, spärliche Absonderung der Tränendrüse, die oben am äußeren Augenwinkel liegt. Erst nach ungefähr 6 Wochen weint das Kind richtig Tränen. *Pflegeregel:* Peinlichste Sauberkeit muß Augenerkrankungen zu verhüten suchen. Jede Augenerkrankung ist ernst zu nehmen und sofort dem Arzt zu zeigen! Bei der Pflege: Vorsicht vor Übertragung auf das gesunde Auge und auf andere!

Zum Schutz gegen die gefährliche Tripperentzündung tropft man jedem Neugeborenen eine vorgeschriebene Lösung in die Augen, gleichviel ob ein Verdacht auf diese Krankheit vorliegt oder nicht. Obige Statistik zeigt die segensreiche Wirkung dieser vorgeschriebenen Schutzmaßnahme.

Das Ohr. Erst nach 2—3 Wochen erwacht das Neugeborene durch laute Geräusche. Nach 2 bis 3 Monaten wendet es sich in der Schallrichtung. *Pflegeregel:* Neugeborene braucht man nicht ängstlich vor Geräusch zu schützen; bei gewohntem Zimmergeräusch schlafen auch ältere Säuglinge, wenn man sich nicht mit ihnen beschäftigt.

Geruch und Geschmack: Im allgemeinen besteht Vorliebe für süß und kein Widerwille gegen Öle. *Pflegeregel:* Bei Speisen oder Medizinen nicht den Geschmack des Erwachsenen voraussetzen! Kinder nehmen in erstaunlich hohem Maße das als Leckerbissen, was ihnen als solche geboten wird.

Entwicklung der Fähigkeiten im 1. Lebensjahr.

Das Neugeborene. Es kann: Schreien, Saugen, Strampeln. Seine Haltung erinnert
an die Lage vor der Geburt.

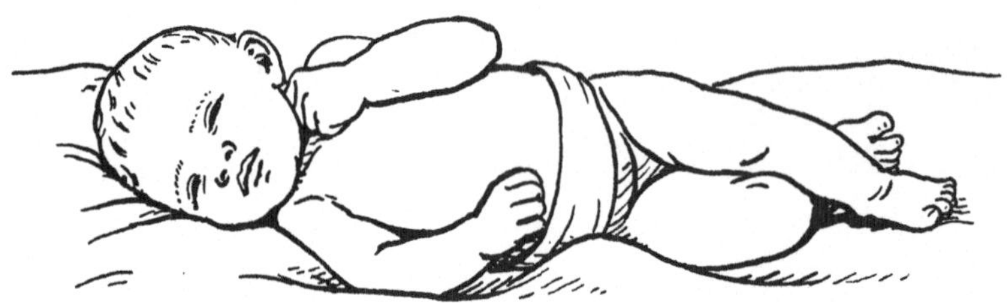

Schreien ist des Kindes einzige Sprache.

Pflegeregel: Wir sollen sie richtig verstehen lernen, aber nicht blindlings unterdrücken, weder durch Schnuller noch durch Wiegen und Schaukeln noch durch ungeregeltes Füttern!

Keinesfalls darf Schreien zur Waffe des Kindes werden, mit der es alles erzwingt! Kinder merken überraschend schnell, ob, sogar bei wem, sie dadurch etwas erreichen, ob schreien also sozusagen „belohnt" wird.

Ursachen für Schreien,
denen wir sinngemäß abhelfen.

Naß, schmutzig sein [S. 34].

Unbequeme Lage, z. B. auf Spielzeug; zu heiß oder bloßgestrampelt und zu kalt liegen [S. 32, 33].

Störung durch Fliegen usw. [S. 38].

Unbehagen nach zu reichlicher Mahlzeit, Leibweh, Hunger [S. 13, 51].

Durst im heißen Sommer [S. 55].

Ermüdet oder überreizt und aufgeregt sein: dann doppelt in Ruhe und sich selbst überlassen!

Erkennen oder vermuten wir Krankheit: den Arzt fragen!

Keine Behandlung auf eigene Faust probieren! Je jünger das Kind, desto wichtiger ist es, keine Zeit zu verlieren! Je besser ein Kind gewöhnt ist, desto sicherer kann man nach seinem Verhalten seinen Zustand beurteilen!

Kranke Kinder dürfen ebensowenig verwöhnt werden! Schmerzen werden durch Unruhe, Spielen und Schaukeln bestimmt nicht besser, sehr oft aber schlimmer!

Saugen: Der angeborene, unwillkürliche Saugtrieb [S. 12] ist notwendig, damit das Kind seine Nahrung an der Mutterbrust findet. Lutschen ist ein Mißbrauch dieses Triebes.

Die Nachteile und Gefahren des
Lutschens sind:

Speichelschlucken, Luftschlucken, nutzlose Betätigung der Saugmuskeln, daher vorschnelle Ermüdung beim Saugen an der Mutterbrust; u. U. Appetitlosigkeit, Ernährungsstörungen.

Unnötige Speichelabsonderung (Speichelvergeudung!), Hautreizung und Wundwerden der Umgebung des Mundes. Wunden oder Geschwüre im Mund oder am Finger.

Einschleppen von Schmutz und Krankheitskeimen, auch von Wurm=eiern!

Formveränderung des Kiefers, später schlechte Zahnstellung [S. 8]. Man beobachte selbst, wie oft an dem schief oder nach vorn gezogenen Gaumen genau zu sehen ist, wie der Lutschfinger zu liegen pflegt! Sehen überzeugt besser als Worte!

Pflegeregel:

Keinen Schnuller angewöhnen!

Das Kind vermißt ihn nicht, wenn es ihn nicht kennt! Der „ganz saubere" Schnuller, der wirklich vor jedem Gebrauch vorschriftsmäßig ausgekocht wird, dürfte wohl nirgends zu finden sein! Abwischen an der Schürze oder gar am Taschentuch der Mutter macht ihn nur noch gefährlicher!

Fingerlutschen vom ersten Tage an verhüten, damit es gar nicht erst zur Gewohnheit wird! Keinesfalls Kinder dazu veranlassen! [S. 35, Verhütung des Lutschens.]

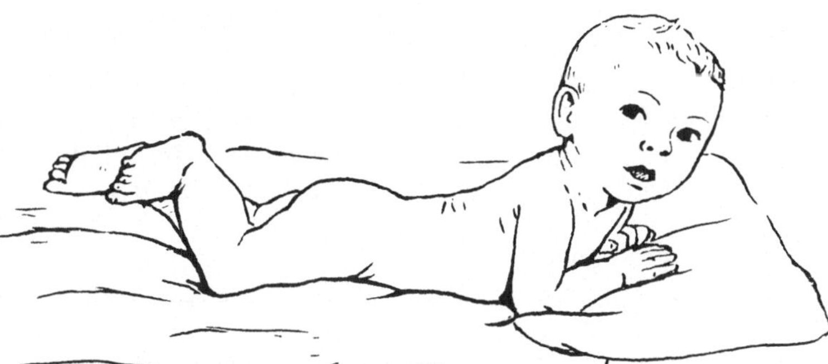

Nach ¼ Jahr kann das Kind: Kopfheben in Bauchlage, Kopfwenden in Schall= oder Blickrichtung, lächeln.

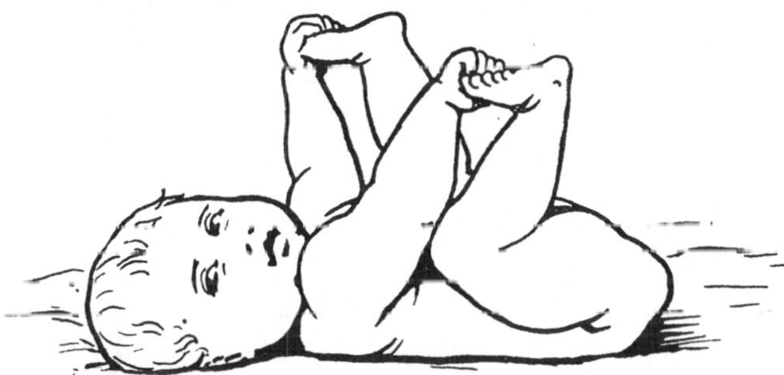

Nach ½ Jahr kann es: Greifen, spielen mit Händen und Füßen, die Beine aufstemmen, wenn man es (z. B. beim Turnen, S. 37) hochhebt, freies Halten des Kopfes, zuweilen schon sitzen.

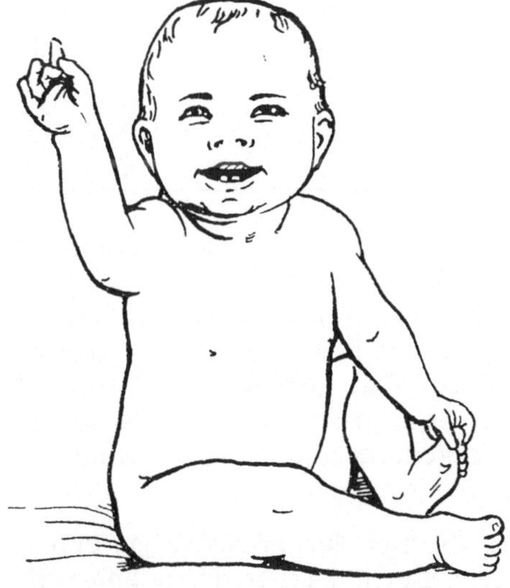

Nach ¾ Jahr kann es: Sicher zufassen und Gegenstände festhalten, frei sitzen, stehen mit Unterstützung, oft auch kriechen.

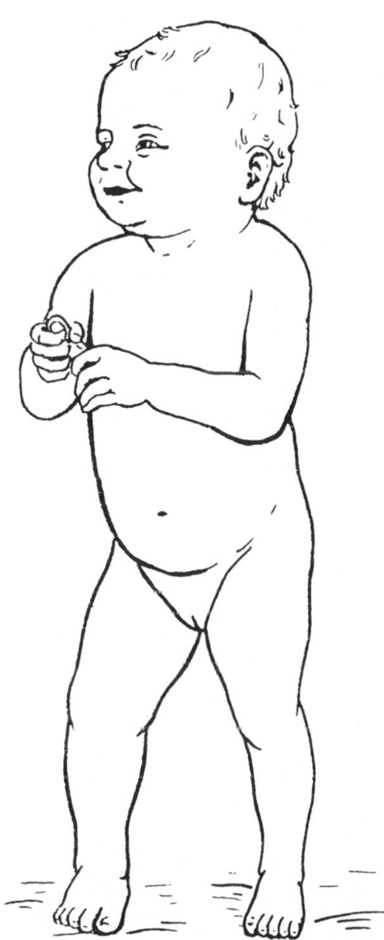

Das Einjährige kann: Laufen an der Hand, zuweilen schon frei, kriechen; oft auch Brot kauen, Mama, Papa u. dergl. einfache Worte sagen. Die Gewöhnung zur Sauber= keit macht Fortschritte.

Pflegeregel: Das Kind soll Bewegungsfreiheit haben, diese Fähigkeiten zu erwerben, zum Sitzen und Laufen aber nicht veranlaßt werden. Kriechen bildet den Körper vielseitiger aus, stärkt den Rücken und weitet die Brust, ist frühem Laufen also vorzuziehen. Bleiben die Fähigkeiten bedeu= tend über die genannte Zeit aus, so ist der Arzt zu fragen.

Die Fortpflanzungsorgane.

Die Fortpflanzungsorgane bringt das Neuge=
borene bereits mit, aber während der Kindheit
bleiben sie im Zustand der Ruhe.

Pflegeregel: Auch die äußeren Teile sollen in
Ruhe gelassen werden! Jede unnötige Berührung
ist zu vermeiden. Die Kleidung darf sie nicht
drücken oder reiben, das Kind nicht damit spielen.

Fortpflanzungsorgane

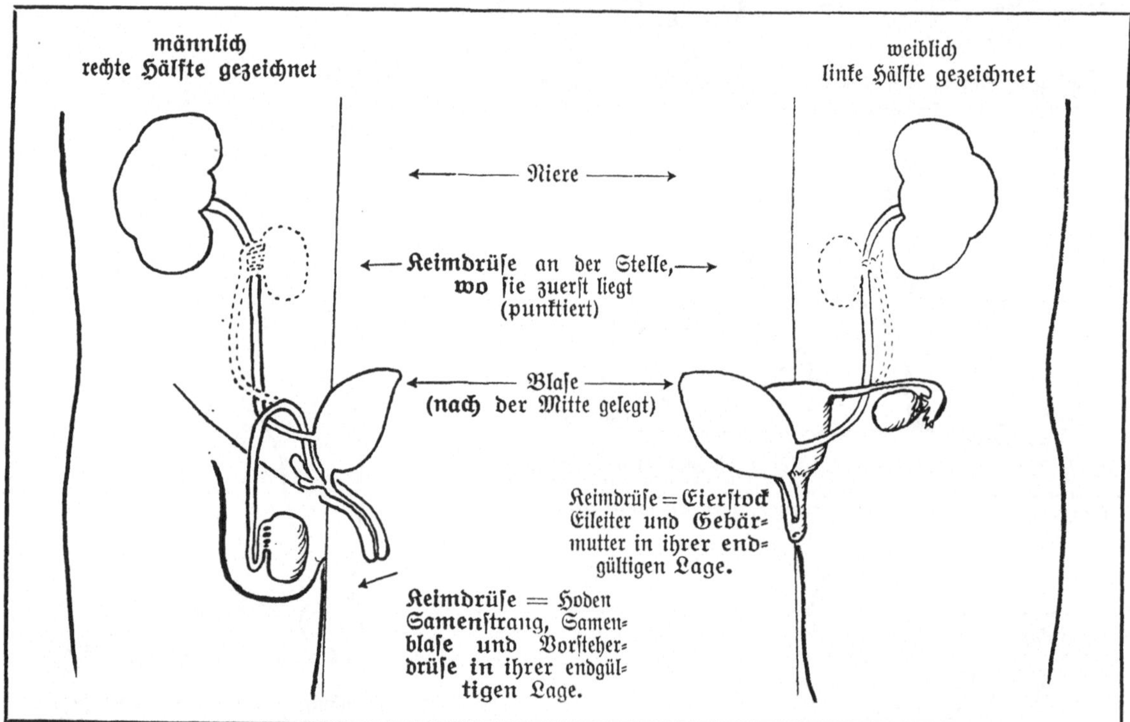

Die Keimdrüsen entwickeln sich in der Bauch=
höhle (punktierte Zeichnung). Die **männliche,** der
Hoden, senkt sich normalerweise vor der Geburt
durch den Leistenkanal in den Hodensack, zuweilen
aber erst später. Dieser Vorgang kann verwechselt
werden mit „Leistenbruch", d. h. wenn der Leisten=
kanal so weit offen bleibt, daß sich Darmschlingen
hindurchdrängen können. Dieser angeborene Feh=
ler wird meistens beim Schreien sichtbar.

Pflegeregel: Bruchbänder dürfen nie ohne Arzt
angewendet werden, der feststellt, ob es sich nicht
um verspätete Senkung der Hoden handelt.

Die weiblichen Organe (Eierstöcke, Eileiter, Ge=
bärmutter) liegen im kleinen Becken. Der Aus=
gang (Scheide) mündet hinter der Harnröhre.
In den ersten Lebenstagen ist Absonderung von
glasigem Schleim, zuweilen von Spuren Blut
harmlos. Eiteriger Ausfluß ist stets krankhaft,
oft sehr ansteckend und auch auf die Augen über=
tragbar.

Pflegeregel: Bei Ausfluß unbedingt den Arzt
fragen und Vorsicht bei der Pflege und mit der
gebrauchten Wäsche wegen der Ansteckungs=
gefahr.

III. Was wir vorbereiten.

Kleidung.

Die Kleidung sei:
warm genug, aber nicht erhitzend!
sauber, deshalb einfach und waschbar.

Sie darf nicht behindern:
weder die freie Bewegung! [S. 7],
noch Atmung oder Blutkreislauf! [S. 10, 11],
noch die Tätigkeit der Haut! [S. 1, 6].

Also:
Kein Wickelband! Es ist durchaus keine „Stütze“.
Kein Einbündeln! Kein Einwickeln in Gummi!
Keine Gummihosen! Keine undurchlässigen,
schlecht waschbaren, abfärbenden Stoffe oder
Bändchen! Unpraktisch sind unnötige Verzie=
rungen, die Waschen oder Plätten erschweren.

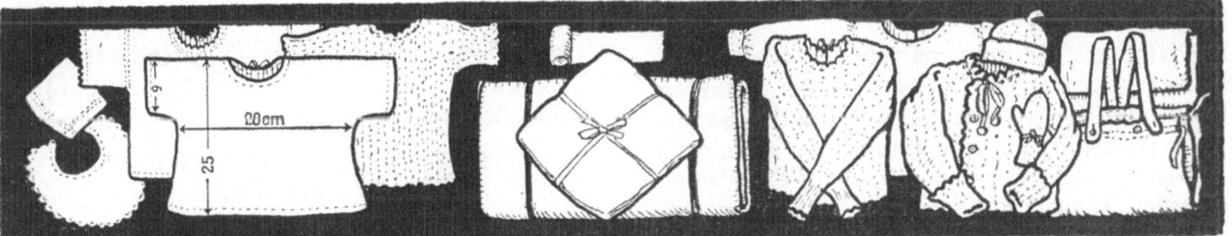

Erste Ausstattung.

Das Neugeborene braucht

Je Tag:	Im ganzen:	
1 Hemd	4—6 Hemden	
1 Jacke	1—6 Jacken	
1—2 Nabelbinden	4—6 Nabelbinden	
6—12 Windeln	1½—3 Dtzd. Windeln	je mehr, desto besser!
6—12 Unterlagen (gleich= zeitig Einschlagtuch)	1½—3 „ Unter= lagen	

Eigene Taschentücher; Lätzchen nach Belieben.
Wollene Überkleidung für den Aufenthalt im Freien
an kühlen Tagen.

Hemd aus Hemdtuch, Baumwolle, Trikot oder
feiner gestrickter Baumwolle; letztere sind besonders
empfehlenswert, weil Strickgewebe sich weich an=
passen und bei großer Luftdurchlässigkeit vorzüg=
lich gleichmäßig warm halten. Batist oder Lei=
nen sind oft zu kühl oder dicht, Wolle reizt emp=
findliche Haut leicht und ist teurer und schwieriger
in der Wäsche. Länge: ungefähr 25 cm; mehr ist
weder nötig noch bequem; der Halsausschnitt sei
kreisrund, ungefähr 4 cm Halbmesser; ein flacher
breiter Ausschnitt gibt unbequeme Falten.

Jacke. Am besten sitzen die bekannten baum=
wollenen Strickjacken. Man kauft besser gleich
Mittelgröße, die nicht so schnell zu klein wird.
Genähte Jacken passen sich dem wachsenden Kinde
nicht so gut an.

Nabelbinde braucht das Kind nur 3—6 Wochen
lang. Am besten sitzen Cambricbinden; es genügen

aber auch einfach gerissene Streifen alter Tisch=
oder Bettwäsche, etwa 6 cm breit, 120 cm lang,
sauber gewaschen und geplättet.

Windeln. Mullwindeln, Nessel oder irgendein
weicher, gut aufsaugender, gut waschbarer Stoff.
Größe: 70—80 cm im Quadrat.

Einschlagtuch, zugleich Unterlage: Molton,
Barchent oder sonst ein dickerer, gut aufsaugender
Waschstoff; Breite: 40—50 cm; Länge: 60—70 cm.
Größere „Wickeltücher“ sind nicht erforderlich.

Strampelsack kann das Einschlagetuch ersetzen.
Länge 60—65 cm, Breite 40—45 cm. Schulter=
bänder 20—25 cm lang.

Wollene Überkleidung ist am angenehmsten
gestrickt oder gehäkelt mit breit übereinander=
greifendem Verschluß vorn. Handschuhe werden
durch ein Band um das Handgelenk (nicht Gummi!)
gehalten oder durch reichlich lange, über die Hand
gestreifte Jackenärmel ersetzt.

Eigenes Taschentuch hängt man am besten in
sauberer Stofftasche an des Kindes Bett und spä=
ter dem Kinde um. Niemals Taschentücher von
anderen für das Kind benutzen! Auch die von
völlig Gesunden enthalten oft Krankheitskeime!
Die Nase ist ja der „Filter“, welcher alle Unreinig=
keit der eingeatmeten Luft zurückhält! [Vgl.
S. 6, Schleimhaut und S. 11, Atmungsorgane.]

4

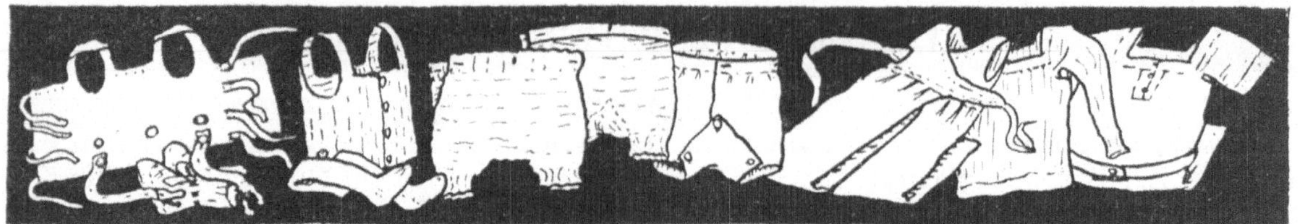

Kleidung des älteren Säuglings.

Leibchen: Baumwollene gestrickte oder Stoffleibchen; Knopfverschluß vorn oder Bandverschluß, den man weiter oder enger binden kann (zweckmäßig für Anstaltswäsche).

Windelhose: Weitaus am besten sitzen die gestrickten; aus ungebleichter Baumwolle mit starken Nadeln gestrickt sind sie leicht und billig herzustellen, vorzüglich zu reinigen, haltbar und auch für das 2.—3. Lebensjahr, dann ohne Windel, vorzüglich. Die geschlossene Form mit kurzen, anliegenden Beinlingen und Klappe zum Aufknöpfen ist vorzuziehen. Wollhosen sind teurer, schwieriger in der Wäsche; sie halten aber gleichmäßiger warm, auch über nassen Windeln und sind deshalb zum Freistrampeln und Kriechen besonders in der kühleren Jahreszeit und für empfindliche Kinder sehr angenehm.

Strümpfe, Strumpfschuh braucht das Kind nur, wenn es ohne sie kalte Füße bekommt, nach Bedarf Wolle oder Baumwolle. Richtiges Schuhwerk ist entbehrlich, solange das Kind noch nicht frei umherläuft. Socken oder Strumpfschuh werden durch ein breites Band (kein Gummi!) ums Fußgelenk gehalten, lange Strümpfe durch Strumpfbänder, die an das Leibchen geknöpft werden.

Kleid: Hinten offene Kleider können bei liegenden Kindern so gelegt werden, daß sie nicht so leicht naß werden. Strickkleider oder gestrickte Schlüpfer und Höschen oder die bekannten kurzen Kittel eignen sich für Kriechkinder am besten.

Bettwäsche:

Weiße Bettwäsche ist nicht kostspieliger als bunte und vorzuziehen, weil Unsauberkeit sofort auffällt. Man braucht:

2—3 Bettücher,
3—6 Kopfkissenbezüge mit glatter Liegefläche (ohne
2—4 Deckenbezüge,   [Einsätze u. dgl.),
2—3 Federkissenbezüge.

Nicht zweckmäßige oder verbotene Kleidungsstücke:

Bandzug oder Gummiband um Leib oder Knie hinterläßt Druckstreifen auf der Haut.
Strumpfbänder rund ums Bein sind verboten!
Windelhosen sind an das Leibchen zu knöpfen! Aus Hosen ohne Beinlinge rutscht leicht die Windel usw.

In Gummihosen steckt das Kind wie in einem Prießnitzumschlag, wird leicht wund oder erkältet sich; allenfalls sie sind als Notbehelf auf Reisen erlaubt, aber nie als Dauerkleidung! Hingegen kann man Wollhosen durch Einlegen eines höchstens 15×15 cm großen Vierecks von Gummistoff schützen.

Lange Tragekleider behindern das Kind und machen Arbeit.

„Windelkleider" müssen bei jedem Naßmachen ganz ausgezogen und gewaschen werden; darum sind angeknöpfte Hosen zweckmäßiger; auch Hemdhosen sind erst empfehlenswert, wenn das Kind „sauber" ist:

Genähte Stoffschuhe eignen sich meistens nur zum Bewundern in der Hand.

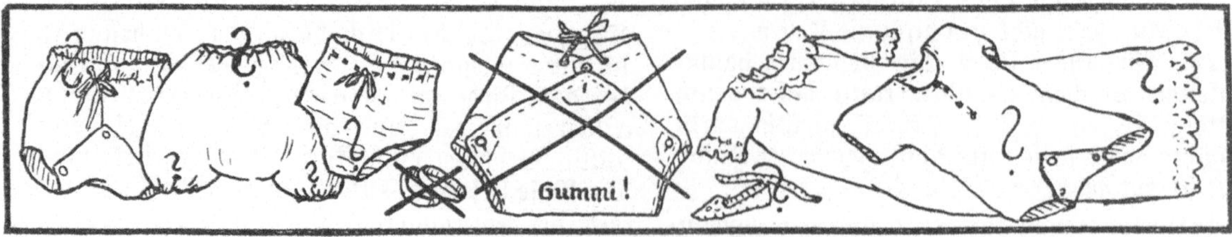

Ungeeignete Kleidungsstücke.

Die Behandlung der Wäsche.

Säuglingswäsche wird vor dem ersten Gebrauch ausgekocht. Sie wird weder geblaut noch gestärkt. Auf besonders gründliches Spülen ist zu achten, da Seifenreste die zarte Haut des Kindes reizen.

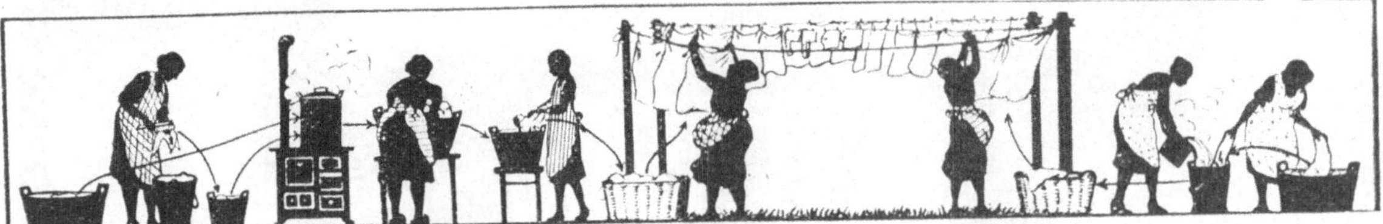

(Abb. von links nach rechts.) (Abb. von rechts nach links.)

Nasse Windeln werden sofort in Wasser einge-steckt, nie einfach aufgetrocknet! [Vgl. S. 11.] Schmutzige Windeln werden zuerst ausgespült (ausgebürstet), dann für sich in Wasser gesteckt. Bei der Wäsche wird in der üblichen Weise gekocht, gewaschen, gespült und wenn möglich im Freien getrocknet.

Abgekürztes Verfahren für nur nasse Windeln eines einzelnen Kindes: Die sofort eingesteckten Windeln werden gründlich gespült, gebrüht und getrocknet. Wo Windeln mehrerer Kinder zu-sammenkommen (Krippen, Heime), ist dieses Ver-fahren keinesfalls statthaft!

Gebrauchsgegenstände für das Bad.

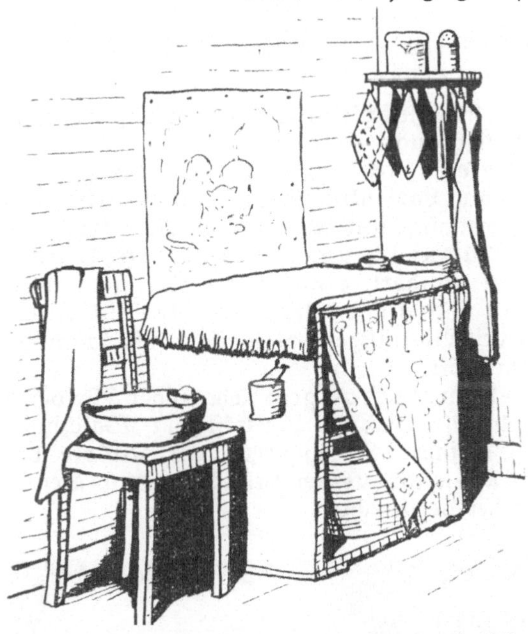

Als Wickelkommode kann auch eine gewöhnliche Kommode, eine Kiste [Abbildung] oder ein Tisch hergerichtet werden. Das flache, feste Kissen wird mit wasserdichtem Stoff, dann dem Badetuch be-deckt. Das Zurechtmachen des Kindes ist so über-sichtlich und handlich und darum dem früher belieb-ten Zurechtmachen auf dem Schoß vorzuziehen.

Waschgelegenheit für Mutter (Pflegerin) muß in handlicher Nähe sein.

Die Wanne oder einfache ovale Bütte ist pein-lich sauber zu halten.

Seife, reine, milde.

Ein Thermometer soll zum Messen des Wassers benutzt werden.

Ein Waschbecken dient für den Körper, eine kleinere Schale nur fürs Gesicht.

Zwei deutlich unterschiedene Waschlap-pen, das Badetuch und Gesichtshandtuch sollen luftig und sauber hängen, z. B. an einem Wandbrettchen. Schwämme sind ungeeignet, weil sie sich nicht gründlich reinigen (auskochen!) lassen. Gummischwämme können für Kleinkinder benutzt werden.

Zellstoff oder Watte für Auge, Nase und Ohr wird sauber zugedeckt verwahrt, z. B. in einem Weckglas. Ein Gefäß (Eimerchen) für gebrauch-ten Zellstoff muß stets zur Hand sein.

Puder muß in geschlossener Streubüchse sein; Puderquaste und offene Schalen sind nicht sauber genug. Ungeeignet sind Mehl und Stärke, die leicht kleben, gären und Wundsein verursachen. Gute billige Puder sind: gepulverter weißer Ton (Bolus alba), Zinkpuder, Talkum (Speckstein). Puder darf nur ganz dünn eingestreut werden, sonst klumpt es und reibt wund. Für viele Kinder ist es überhaupt entbehrlich.

Das Bett.

Da das Kind die ersten Lebensmonate fast ausschließlich im Bett zubringt, beeinflußt es sein
Gedeihen außerordentlich.

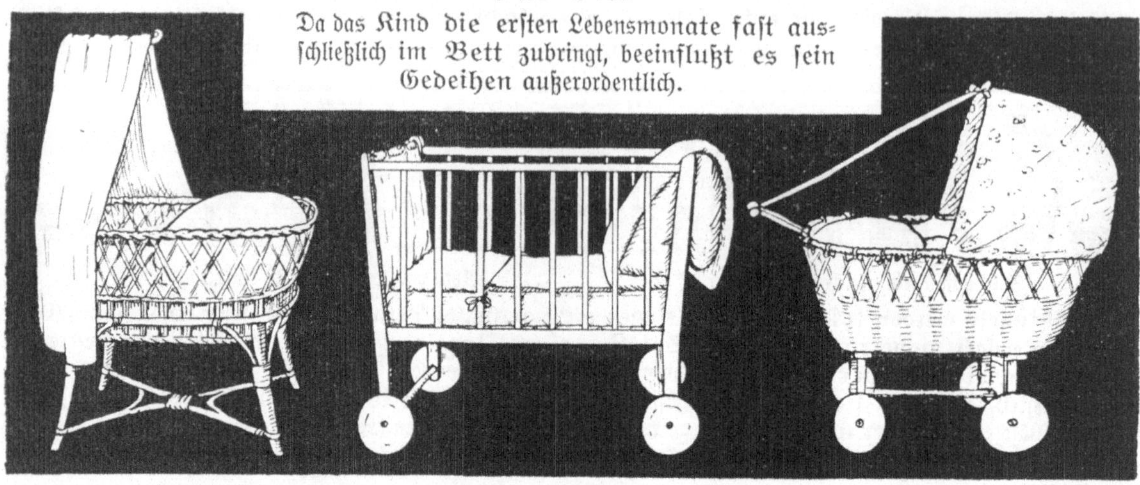

Korbbett.   Fahrbett „Paidi“.   Korbwagen

Notwendige Eigenschaften: Allerseits luftdurchlässig! Dem Lichte frei zugänglich! Leicht und übersichtlich zu reinigen!

Die Länge: Körbe mit 70—80 cm Bodenlänge genügen ¾ bis 1 Jahr. Betten, z. B. Fahrbett „Paidi“ mit ungefähr 1 m Bodenlänge fast 3 Jahre. Vorteil: das Kind ist im allgemeinen „sauber“, wenn es ins große Bett kommt. Es kann jahrelang zum Schlafen am Tage an einen gerade passenden Platz gestellt werden, z. B. auf den Balkon. Das Bett kann auch als „Laufstall“ dienen [vgl. S. 38 und 66].

Ein Vorhang ist nicht erforderlich und nur erlaubt, wenn er Licht und Luft nicht abschließt. Ein Schleier gegen Insekten ist nötigenfalls anzubringen, und zwar so, daß ihn das Kind nicht erreicht und daß keine Insekten darunterkriechen können [S. 38].

Räder sind entschieden empfehlenswert, wenn sie nicht mißbraucht werden!

Auskleidung ist nur bei rauhem Korbgeflecht oder Holz (Lattenkiste) nötig; sie muß luftdurchlässig, waschbar und leicht auszuwechseln sein, also kein Wachstuch und nicht angenagelt oder genäht, sondern eingeknöpft oder gebunden. Älteren Säuglingen ist der freie Ausblick durchs Gitter ein Vergnügen, das man ihnen nicht unnötig nehmen soll.

Guter Ausfahrwagen: Rohr- (oder Weiden-) geflecht, Auskleidung von kräftigem Waschstoff, durch einfache Verschnürung oder Knöpfe befestigt und leicht auszuwechseln, Verdeck aus Segeltuch oder dergleichen.

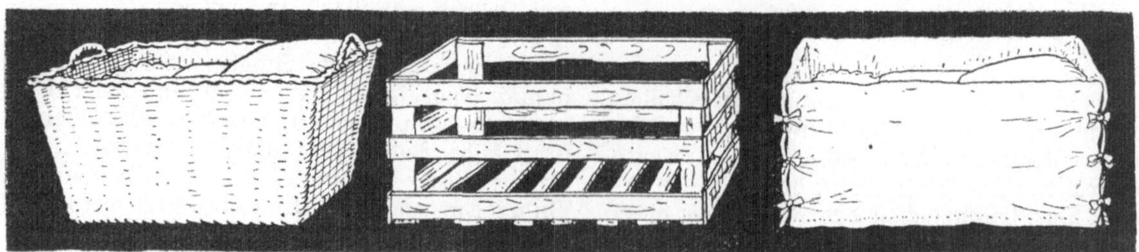

Waschkorb.   Lattenkiste, unbekleidet.   Lattenkiste, bekleidet.

Inneneinrichtung des Bettes.

Die Matratze sei fest und gerade, ohne Keilkissen. Sie kann im ganzen am Kopfende etwas höher gelegt oder dicker gestopft sein, damit sich das Kind nicht so leicht mit dem Kopf ans Gitter schiebt. Füllung: Roßhaar, Alpengras, Farren, Stroh, Hobelspäne oder Holzwolle, die man durch Brühen und Trocknen in der Sonne staubfrei macht.

Matratzenschoner: Ein dickes Woll- oder Moltonstück kann zur Schonung der Matratze und bei Holzwoll- oder Strohmatratzen der Glätte und Wärme wegen aufgelegt werden. Darüber kommt das Bettuch, es wird von allen Seiten gut und glatt um die Matratze eingeschlagen.

Das Kopfkissen sei flach mit Roßhaar, Hirse, Spelz oder dgl. gefüllt. Für Speikinder steckt man besser nur eine mehrfach gelegte, waschbare Unterlage in den Bezug.

Die Gummiunterlage wird 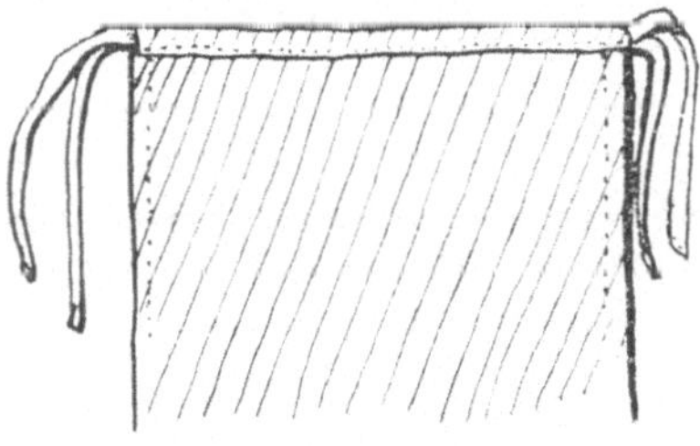 zur Schonung von Bett und Gummi zweckmäßig festgebunden: der obere Rand sowie das obere Stück der Seitenkanten ist mit Band verstärkt; wenn es in einem 1 cm breiten Einschlag der Unterlage festgesteppt ist, wird es beim Abwaschen der Unterlage nicht naß. Die oberen Ecken werden mit Bindebändern versehen. In größeren Betten bindet man die Gummiunterlage an allen vier Ecken an und verstärkt entsprechend alle vier Kanten.

Das Binden [Abb. S. 22 und S. 33] geschieht bei Gitterbetten einfach am Gitter, und zwar etwas unter Matratzenhöhe, damit das Gummi flach aufliegt. Bei Körben bezeichnet man sich beiderseits die richtige Stelle, steckt von außen her mit einer Packnadel die beiden Enden eines Bindfadens nicht zu dicht nebeneinander durch das Geflecht und bindet innen im Korb einen Ring daran, der auch etwas unter Matratzenhöhe sitzt. Bei Holzbetten schraubt man entsprechend Schraubösen ein. Daran wird die Unterlage angebunden. Sie muß mit ihrer oberen Kante noch auf dem Kopfkissen liegen, sonst wird dessen unterer Rand leicht naß.

Eine doppelt gelegte Wolldecke ist der nicht gut waschbaren Steppdecke vorzuziehen und ein Bezug dem Überschlaglaken. Größe im allgemeinen 80×80 cm.

Ein leichtes, flach gefülltes Federkissen kann je nach Wärme auf die Füße, bis zum Leib oder bis zur Brust übergelegt werden. Prall gefüllte Kissen liegen wie eine Walze auf und wärmen nicht.

Der Gesundheit schaden:

Abschluß von Licht und Luft! Also: keine dichten, dunklen, niedrig angebrachten Vorhänge oder Wachstuchverdeck! Keine undurchlässigen, lackierten Kastenwagen oder Wachstuch-Auskleidung, die feucht beschlägt und Matratze und Luft dumpfig macht! [Vgl. S. 1, 38.]

Krumme Lage [vgl. S. 7—9], z. B. auf Federbett, in zu kurzem Korb oder Sportwagen, der eigentlich für sitzende Kinder bestimmt ist.

Überhitzen [vgl. S. 6, 11, 14.] z. B. durch Federbetten, Aufstellen des Bettes am Ofen. Folgen: Hitzestippen, Erkältungen, u. U. sogar schwere hitzschlagartige Erkrankungen, die oft für „Zahnkrämpfe" gehalten wurden.

Unsauberkeit, die durch nicht waschbare, festgenagelte oder genähte Verzierungen, Vorhänge oder Auskleidung begünstigt wird.

Unruhe durch Wiegen, unnötiges Fahren usw.

Unzweckmäßig als dauernde Lagerstätte sind also die zur Zeit modernen Ausfahrwagen! 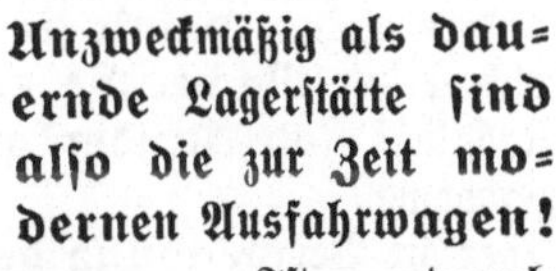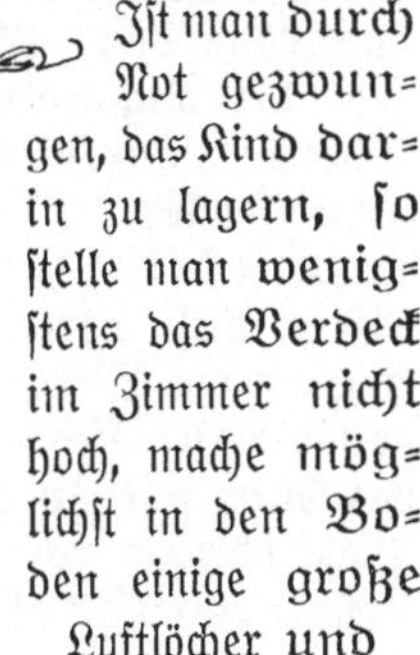

Ist man durch Not gezwungen, das Kind darin zu lagern, so stelle man wenigstens das Verdeck im Zimmer nicht hoch, mache möglichst in den Boden einige große Luftlöcher und wechsele mit zwei Matratzen, deren eine stets gelüftet oder gesonnt wird.

Wie es sein soll:

Luft und Licht, Ordnung und Sauberkeit sollen die Kinder umgeben!

Das Kind braucht: viel frische Luft! In der warmen Jahreszeit sind möglichst viel die Fenster zu öffnen. Im geheizten Raum ist wirksamer und sparsamer, wenn mehrmals täglich kurze Zeit gelüftet wird als nur einmal lange Zeit. Saubere Wäsche nur nachtrocknen, verdirbt die Luft nicht.

Licht und Sonne sollen möglichst Zutritt haben! Ihre gute Wirkung zeigt sich in der „Sommerfrischenfarbe"!

Nur an heißen Sommertagen ist die Sonne abzusperren.

18—20°C (15—16°R) ist die erwünschte Zimmerwärme zum Baden und Zurechtmachen. Zum Schlafen, besonders nachts, kann es kühler sein (15—10°C), aber für junge Kinder nicht wesentlich weniger. Wolljacke oder Wärmflaschen finden im kalten Zimmer Verwendung.

Das Bett soll hell und ruhig stehen; gut gewöhnte Kinder schlafen auch bei Tageslicht, nur gegen direkte Blendung geschützt, und bei gewohntem Zimmergeräusch, wenn man sich nicht mit ihnen beschäftigt. Anderseits dürfen sie gern allein im Zimmer sein, besonders nachts, damit sie niemand stören und leichter zur Nachtruhe erzogen werden. An Nachtlicht sind Kinder grundsätzlich nicht zu gewöhnen.

Über die Verwendung des Kinderwagens als Lagerstätte des Säuglings vgl. S. 23; hier steht das abgenommene Verdeck auf dem Schranke, die zweite Matratze lüftet am Schlafzimmerfenster.

Das Kriechkind spielt am sichersten im Schutzgitter auf einer sauberen Decke, die ringsum am Gitter festgebunden wird. Dann verschiebt sie sich nicht und hält gleichzeitig das Gitter fest, so daß das Kind es nicht vom Platze schieben kann.

Linoleumfußboden ist leicht zu reinigen, glatt und warm, deshalb für Kinderzimmer zu empfehlen, während Teppiche und sonstige Staubfänger besser vermieden werden.

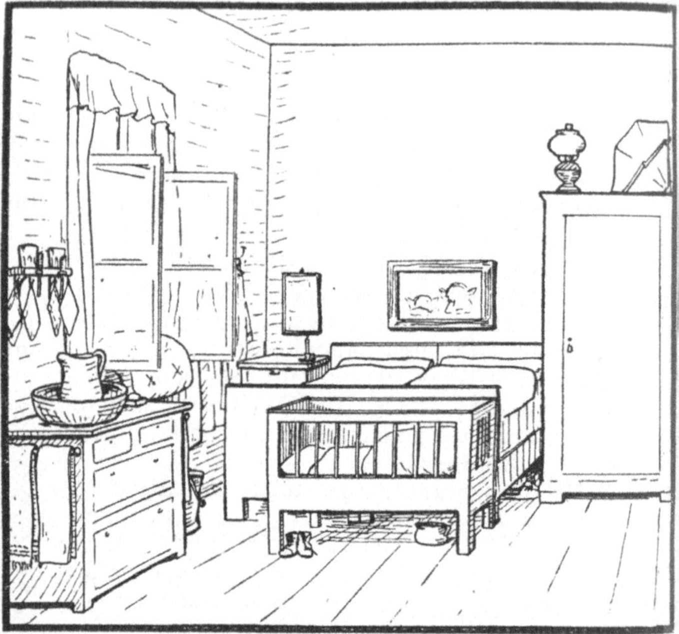

Genau die gleichen Räume, mit den gleichen Mitteln

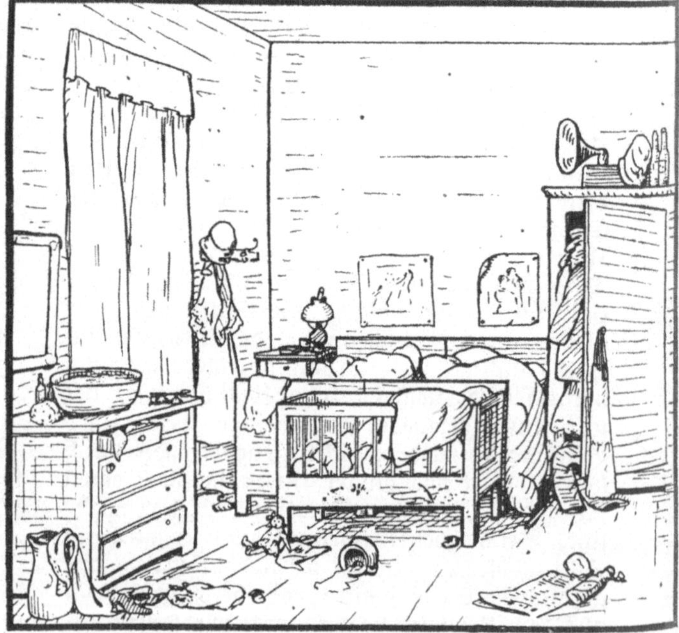

Genau die gleichen Räume, mit den gleichen Mitteln ausge-

lege.

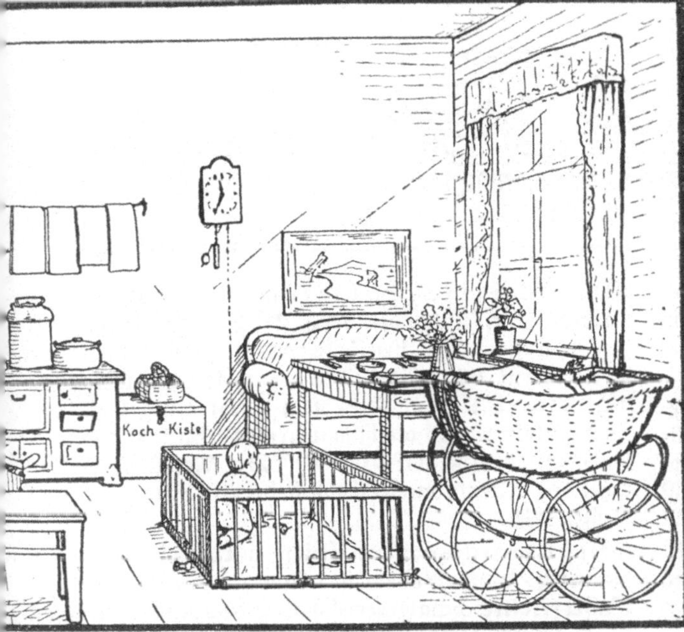

eſtattet, ſind hier ein geſundes Heim.

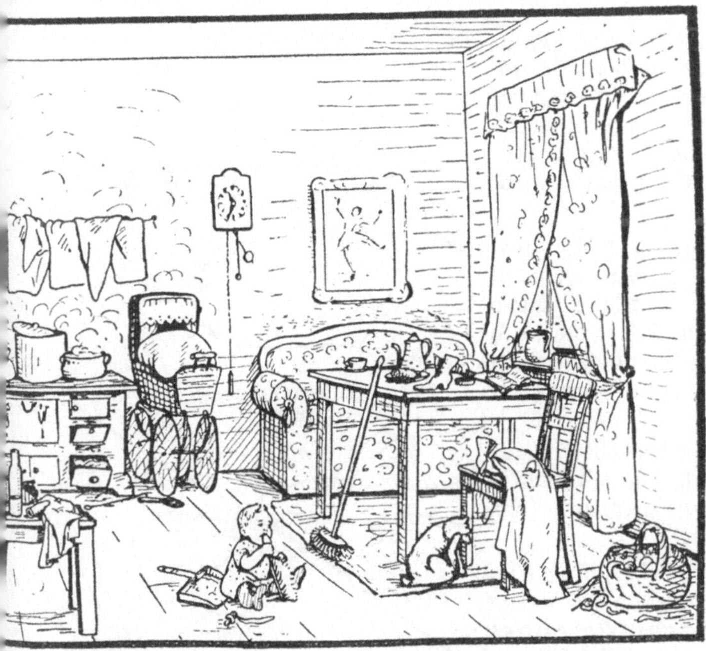

et, ſind hier eine Behauſung, welche die Kinder gefährdet!

Wie es nicht ſein ſoll:

Unſauberkeit und Unordnung,
ſchlechte Luft, zu viel Wärme,
ſind ungeſund.

Die Luft wird ſchlecht durch: Mangel an Lüftung! Auftrocknen ungewaſchener Windeln! Ebenſowenig dürfen ſie herum= liegen oder in unbedecktem Gefäß verwahrt werden.

Staubige Arbeiten (Schuhputzen uſw.) ſind nicht im Zimmer, Kehren nicht, wenn das Kind drin iſt, vorzunehmen.

Muß im gleichen Raum gekocht werden, ſo iſt wenigſtens jeder unnötige Kochdunſt zu vermeiden, z. B. durch Benutzung von gut= ſchließenden Deckeln oder Deckeltöpfen und der Kochkiſte.

Auch Wäſchedunſt iſt ſchädlich und muß, wenn durchaus kein andrer Raum verfüg= bar iſt, durch entſprechend gründliche Lüf= tung entfernt werden. Überhitzte Luft, vor allem alſo der Platz am Ofen, iſt ſchädlich! [Vgl. S. 11, 14.]

Ebenſo der Mangel an Licht! Verdeck! Verdunkeltes Zimmer am Tage! Wie die Pflanze, ſo verkümmert auch das Kind ohne Licht und Sonne. Engliſche Krankheit iſt nicht zuletzt darauf zurückzuführen!

Unordnung, Unſauberkeit begünſtigen die Übertragung von Krankheitskeimen! Auf Fußböden und vor allem Teppichen können ſogar ſchon ohne groben Schmutz ſtets krankmachende Keime im Staub an unſeren Schuhen hereingetragen werden, die das Kriechkind, vor allem das Lutſch= kind gefährden! Darum gehört es nicht auf den Fußboden! Unſaubere Behandlung und Aufbewahrung von Lebensmit= teln verdirbt ſie.

Hunde (Katzen) haben leicht Ungeziefer, insbeſondere Würmer, welche dem Kinde gefährlich werden können!

Es gibt leider, beſonders in Großſtädten, Wohnungen, die an ſich geſundheitsgefähr= dend ſind. Allzuoft aber ſind es vermeid= bare Fehler, die an ſich brauchbare, ſogar gute Wohnungen ungeſund machen!

Das Bad.

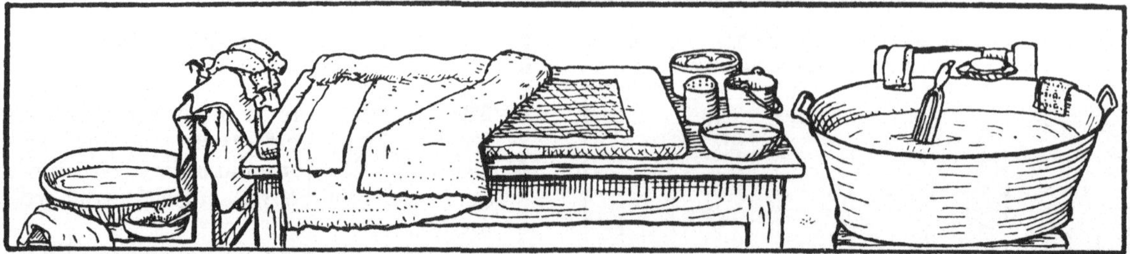

Gebadet wird das Kind nach der Geburt, später täglich einmal. Zweck: Reinigung, Anregung von Haut und Körper. Gesunden Kindern ist ein richtig ausgeführtes Bad gesund, aber nie schädlich!

Zeitpunkt des Bades: für Säuglinge im allgemeinen vormittags vor der zweiten Mahlzeit; für Kriechkinder abends vorm Zubettgehen; für Säuglinge, die nachts leicht unruhig sind, empfiehlt sich das Bad abends vor der letzten Mahlzeit. Jedenfalls wird vor, nie nach einer Mahlzeit gebadet.

Ausführung: Hände waschen! Nachsehen, ob an der Kleidung keine Nadel (Brosche!) ist, die das Kind verletzen könnte. Eine saubere Schürze umbinden!

Alles bereit legen, bevor man das Kind aufnimmt. Abb. oben und S. 21: Das Badetuch liegt so, daß es von allen Seiten das Kind umhüllen kann; damit beim Auskleiden die nassen Windeln nicht darauf liegen, ist es nach oben umgelegt. In der kleinen Schale ist lauwarmes Wasser; das Badewasser mißt 35° C (28° R). Die Quecksilberkugel des Thermometers muß beim Ablesen unter Wasser sein.

Gesicht waschen: Das Gesicht wird besser vor als nach dem Bade mit reinem, lauwarmem Wasser (kleine Schale) gewaschen. Badewasser enthält zu leicht Verunreinigungen, die auf den zarten Schleimhäuten der Augen usw. schaden können.

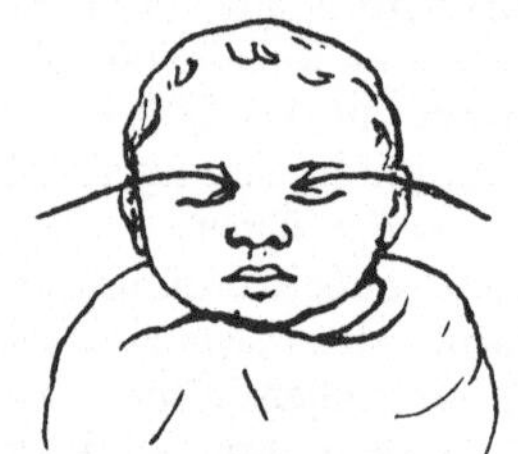

Augen: von außen zur Nase!

Die Augen werden zuerst gewaschen, jedes mit besonderem Bausch Zellstoff, Watte oder einer andern Ecke eines reinen weichen (Mull=)lappens; sodann das übrige Gesicht. Abtrocknen mit dem Gesichtstuch (nicht Badetuch!).

Nasenreinigung, falls notwendig, mit zusammengedrehtem Zellstoff oder Watte. Man beachte, daß der Nasengang nach hinten zum Nasenrachenraum führt, aber nicht nach oben zum Auge.

Ohren reinigt man ebenso; zuletzt stets sorgfältig mit trockenem Bausch nachtrocknen! (Erkältungsgefahr!)

Niemals harte Gegenstände (Haarnadeln!) oder Schwämmchen in Nase oder Ohren einführen!

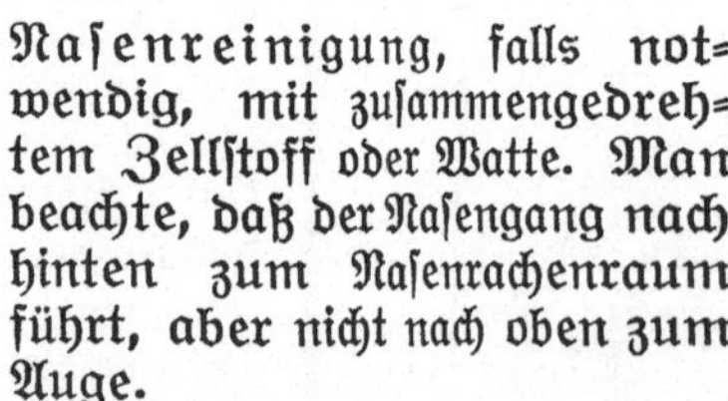

Mundauswischen ist verboten!

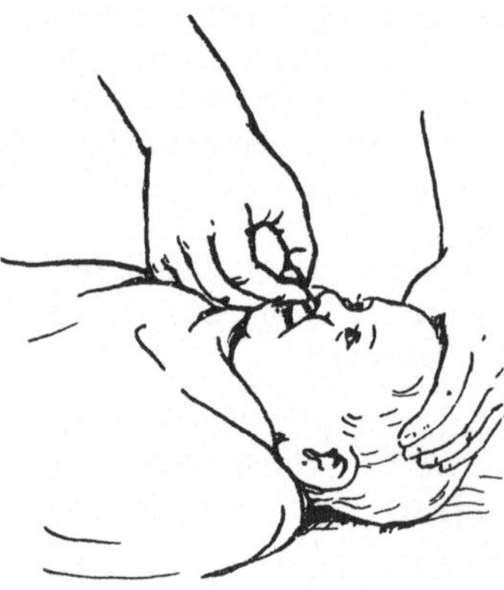

Nasenreinigung richtig!

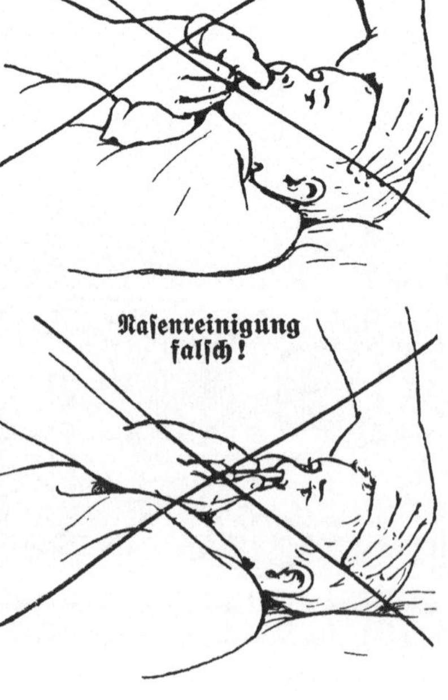

Nasenreinigung falsch!

Auskleiden: Das Kind wird im Bett oder auf der Gummiunterlage von den nassen Windeln befreit und, falls schmutzig, abgewaschen, dann ganz entkleidet.

Im Bade: Die linke Hand hält das Kind. Der Körper soll möglichst unter Wasser, Mund und Ohren aber stets über Wasser sein! Achtung, daß das Kind nicht am Waschlappen saugt und kein Badewasser trinkt (ältere Kinder)!

Die rechte Hand wäscht mit dem weißen Lappen Haar, Oberkörper, Arme und Hände; mit dem gestreiften Lappen Unterkörper und Beine, alle Hautfalten besonders sorgsam.

Seife ist für sauber gehaltene Säuglinge meistens überflüssig und wird dann besser weggelassen, besonders bei empfindlicher Haut, denn sie entzieht Fett. Ohne Seife behandelte gesunde Haut wird meist besonders schön und seidenglatt, ist daher leicht rein zu halten.

Dauer des Bades: 2—5 Minuten. Lange Spielerei im Wasser kann durch starke Abkühlung schaden.

Abtrocknen: Das Kind wird sofort ganz ins Badetuch gehüllt. Nasse Haut kühlt stark ab und soll deshalb nicht bloß liegen. Man reibt kräftig mit der Hand über das Badetuch, aber nicht mit dem Badetuch auf der Haut! Alle Hautfalten werden sorgsam trocken getupft, nicht gerieben! Nachsehen, ob nirgends wunde Stellen sind: hinter den Ohren, Halsfalten, Achselhöhlen, Ellenbogen- und Schenkelbeugen, Geschlechtsteile und Gesäß, oder in den Kniekehlen.

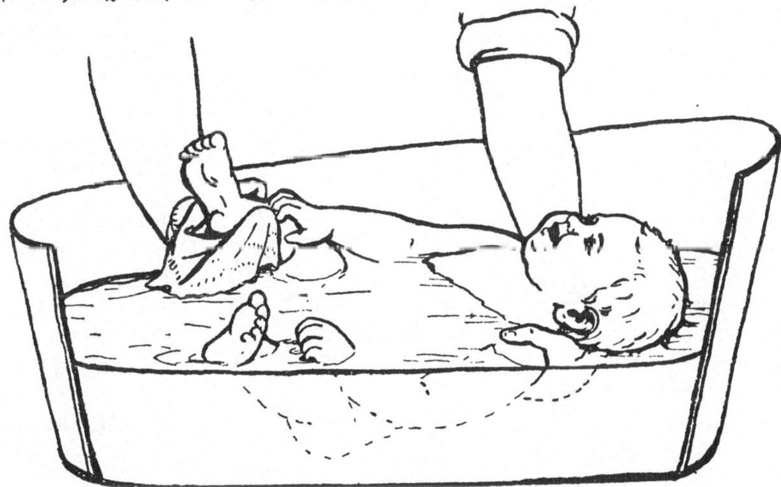

Welche Kinder badet man nicht?

Der Arzt muß entscheiden, ob das Bad erlaubt oder verboten ist für:

1. Neugeborene bis zur Verheilung der Nabelwunde.

2. Frühgeborene oder besonders zarte Kinder; sie werden vielleicht 2—3 mal wöchentlich gebadet und beobachtet, ob das Bad sie vorteilhaft anregt oder schwächt und abkühlt.

3. Kinder mit Ausschlag oder sonstigen Krankheiten. Der Arzt verordnet dann manchmal besondere Zusätze zum Bade. Medizinische Bäder (z. B. Solbäder) sollen aber nie auf eigne Faust angewandt werden, da sie auch schaden können.

Waschen des Kindes.

Kinder, die nicht gebadet werden, wäscht man; Vorbereitungen wie zum Bade, nur an Stelle der Wanne ein Waschbecken gut warmen Wassers. Gesicht: zuerst, wie umseitig beschrieben. Sodann erst den Oberkörper, dann den Unterkörper. Frühgeborene, sehr abgemagerte oder kranke Kinder, die gewaschen werden, um die Abkühlung beim Bade zu vermeiden, dürfen nie gleich ganz entblößt und gewaschen werden, sondern Glied für Glied wird einzeln gewaschen, sofort abgetrocknet und wieder eingehüllt. Kräftige, gesunde Kinder kann man wohl gleich ganz entkleiden, doch sollen auch da die gewaschenen Stellen möglichst schnell wieder abgetrocknet werden.

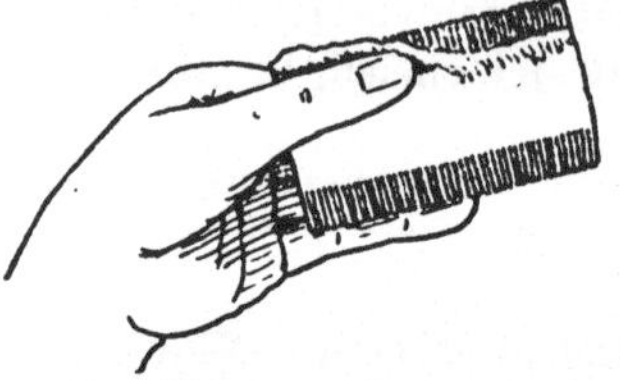

Haare, falls genügend vorhanden, werden gebürstet und gekämmt. Muß man den engen Kamm benutzen (lose Schuppen oder Läuse), so wird vorher etwas Watte in den Kamm gekämmt; mit dieser zusammen kann man nach dem Kämmen alle Unsauberkeit mühelos aus dem Kamm schieben.

Kopfschüppchen werden abends mit Öl, Lanolin oder Vaseline gründlich eingefettet; vor dem Bade entfernt man alle Schuppenmassen durch sanftes Schaben gegen den Strich mit dem Daumen, über dessen kurzen Nagel ein reines Tuch (Taschentuch) straff gespannt gelegt ist. Dann wird der Kopf im Bade abgeseift.

Wie man Hand u. Schere hält um Verletzungen zu verhüten

Nägel an Händen und Füßen müssen sauber gehalten und bei Bedarf kurz geschnitten werden. Abbeißen oder abreißen sind gefährliche Unsitten!

Kleinkinder (Spiel- und Kriech-Kinder) haben die gründliche tägliche Säuberung besonders nötig! Macht das Bad Schwierigkeiten, so kann man es durch Ganzwaschung mit nur einem Waschbecken warmen Wassers ersetzen: Nach der Gesichtswäsche setzt oder stellt man das Kind in eine Bütte, seift oder wäscht es schnell ab und übergießt es mit dem warmen Wasser. Danach wird schnell abge-

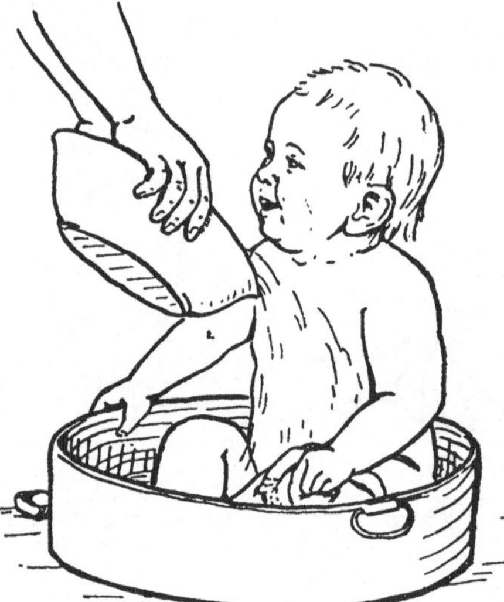

trocknet, nicht erst gespielt. Haarwäsche etwa wöchentlich im Vollbad oder einzeln.

Kaltwasserabhärtung ist für Säuglinge nicht geeignet, für Kleinkinder nur in beschränktem Maße. Zur Morgenwäsche wird allmählich, besonders im Sommer, kühleres Wasser genommen. Das Kind soll nach dem Waschen stets frisch und rosig, — nie kühl und frostig — sein! Kalte Bäder (Seebäder!) sind auch dem älteren Kleinkind nur mit Vorsicht (nach ärztlicher Anordnung) zu gestatten, sonst ist oft der Schaden größer als der Nutzen!

Luftbad und Sonnenbad

sind die geeignete Abhärtung für den Säugling; sein frisches Aussehen und seine zufriedene Stimmung zeigen meistens bald die gesunde Wirkung auf Haut und Körper und Gemüt.

Ein kurzes tägliches Luftbad im Zimmer fügt sich am einfachsten dem Bad nach dem Abtrocknen an. Damit das Kind dabei warm und in Bewegung bleibt, frottiert man abwechselnd mit der flachen Hand seine Haut und läßt es turnen. (Seite 38.)

Das Sonnenbad wird je nach Wetter und Jahreszeit im Zimmer oder im Freien gegeben und kann auch mit Turnen verbunden werden. Der Kopf ist vor zu starker Bestrahlung zu schützen.

In allen Fällen beachten wir:

Luft- oder Sonnenbad werden das erstemal nur wenige Minuten ausgedehnt und je nach der Wirkung auf das Kind von Tag zu Tag verlängert oder verkürzt.

Es darf dabei weder kühl werden (Gänsehaut, Blässe, Frösteln) noch schwitzen oder Sonnenbrand bekommen; richtig behandelte Haut bräunt sich allmählich ohne Entzündung und Schmerzen.

Es darf hinterher weder aufgeregt noch schlaff und appetitlos sein. In solchen Fällen oder bei kranken Kindern muß der Arzt entscheiden, ob Luft- oder Sonnenbäder erlaubt sind.

Das Ankleiden des Neugeborenen.

Alle Wäsche sei völlig trocken und stubenwarm. Besonders angewärmt wird sie nur für Frühgeborene oder besonders schwache Kinder.

Hemd und Jacke.

Die Ärmel von Hemd und Jacke streift man beim Zurechtlegen ineinander, um sie dem Kinde gleichzeitig überziehen zu können. Später, wenn Hemd und Jacke leicht hinten offen stehen, schließt man besser das Hemd vorn, die Jacke hinten und bringt nötigenfalls noch flache Knöpfe oder Bänder an.

Der Nabelverband: [vgl. S. 10] Der abgebundene Stumpf der Nabelschnur wird in sterilen Mull gehüllt und nach oben gelegt; ist er abgefallen, so wird die kleine Wunde mit sterilem Mull oder reinem, frisch geplättetem Läppchen bedeckt; sodann wird die Nabelbinde umgewickelt:
1. Runde: quer über den Nabel;
2. Runde: vorn mehr nach unten, so daß sie dachziegelförmig auf die erste greift; hinten über die erste.
3. Runde: dachziegelförmig nach oben übergreifend.
4. Runde: wie die erste über die Mitte. Hinten decken sich alle Runden.

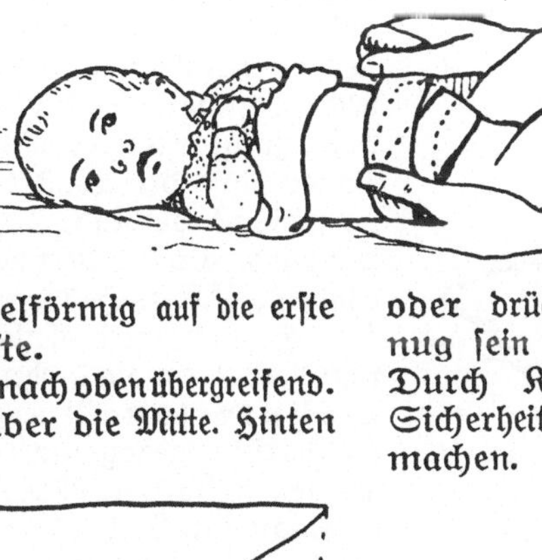

Der Verband ist also hinten schmal, vorn breit und nach Bedarf vorgewölbt. Er darf weder zu lose sitzen noch zu straff, denn das kann Spucken verursachen.

In den ersten 10—14 Tagen ist das Verbinden des Nabels Sache der Hebamme. Mutter oder Pflegerin werden allenfalls eine zu nasse oder schmutzige Nabelbinde erneuern, wobei sie den eingewickelten Stumpf möglichst unberührt lassen. Ist der Nabel völlig trocken und verheilt, so fällt das Verbinden weg.

Die Windel

gehört in möglichst vielfacher Lage dahin, wo sie aufsaugen soll. Sie darf die Nässe nicht unnötig über den Körper leiten, also nicht die Beine bis zu den Füßen umwickeln [siehe Abb. auf S. 32] und nicht so hoch um den Leib liegen, daß sie das Hemd berührt. Sie darf nicht behindern oder drücken. Die Befestigung soll sicher genug sein und soll die Windel nicht beschädigen. Durch Knoten reißen leicht die Ecken ein, Sicherheitsnadeln können Löcher und Rostflecke machen.

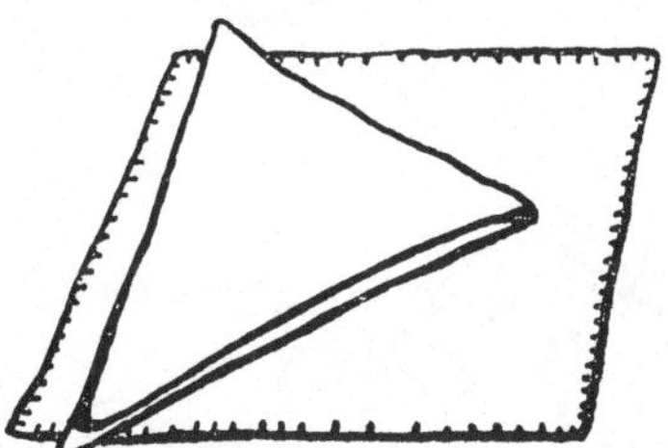

Die Windel, am besten eine Mullwindel, wird zum Dreieck und dieses nochmals doppelt gelegt. So hat man vierfache Stofflage zum Aufsaugen. Die lange Kante liegt gut 5 cm entfernt vom Längsrande der Unterlage.

Bewährtes Einwindeln für jüngere Säuglinge.

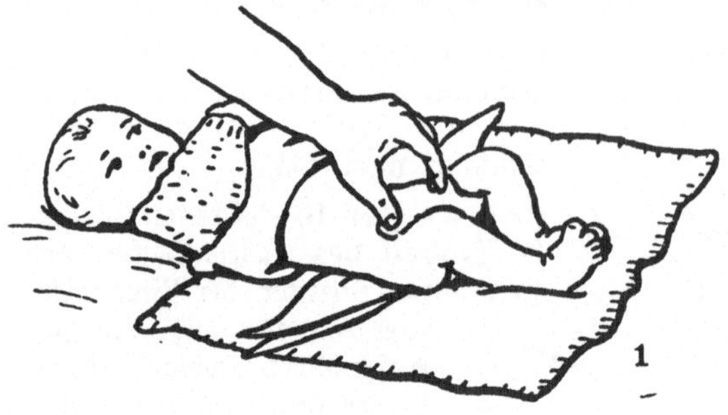

Das Kind ist auf die Windel gelegt, die ihm nur unter das Gesäß, aber nicht hoch hinter den Rücken reichen soll.

Der Mittelzipfel wird breit nach oben gelegt und in den Leistenbeugen mit der linken Hand gehalten, wie die Abb. zeigt. An den Schenkeln muß er gut anschließen, in der Mitte aber locker sitzen. [Abb. 1.]

Nun faßt die rechte Hand die obere Hälfte des (vom Kind gerechnet) rechten Seitenzipfels und führt ihn in der Leistengegend (nicht um den Bauch!) vorn um das Kind.

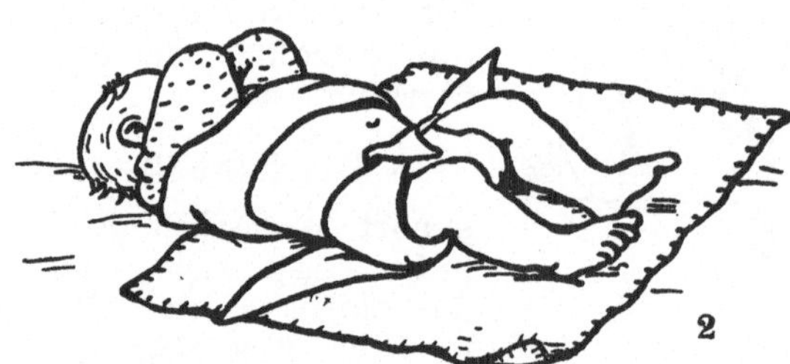

Der Mittelzipfel wird darüber nach unten geklappt; so rutscht er nachher nicht heraus und verstärkt die Mitte zu 8facher Lage, was besonders bei Knaben angebracht ist. [Abb. 2.]

Der linke Seitenzipfel ist nach rechts umgelegt. [Abb. 3.]

Die untere Hälfte des rechten Seitenzipfels ist nach links umgelegt und durch Einstecken über den oberen Windelrand befestigt. [Abb. 4.]

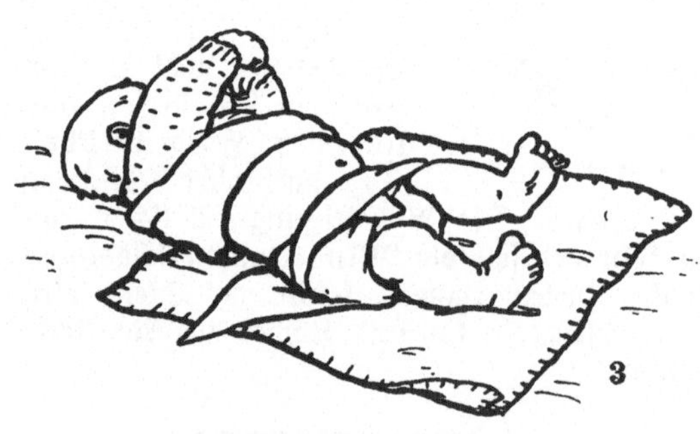

Wenn die Windel bei größeren Kindern nicht mehr fest genug sitzt, werden nach dem Herunterklappen des Mittelzipfels [Abb. 2] die beiden nun noch nach den Seiten liegenden Zipfel in der Mitte zusammengebunden.

So berührt die Windel nicht das Hemd, sogar kaum die Nabelbinde, die jedenfalls weniger leicht naß wird, als bei dem noch vielfach üblichen Einwindeln. [Abb. S. 32.]

Das Hemd wird glatt um den Leib gelegt und vom Nabel an nach oben geschlagen. [Abb. 4.]

Die Unterlage ist umgelegt, der untere Jackenrand darübergezogen und durch Übereinander-Einschlagen gehalten. Man kann auch die Unterlage direkt um den Leib legen und Hemd und Jacke beide darüber. So kommt ein etwas feucht gewordener Hemdzipfel nicht an die Haut. [Abb. 5.]

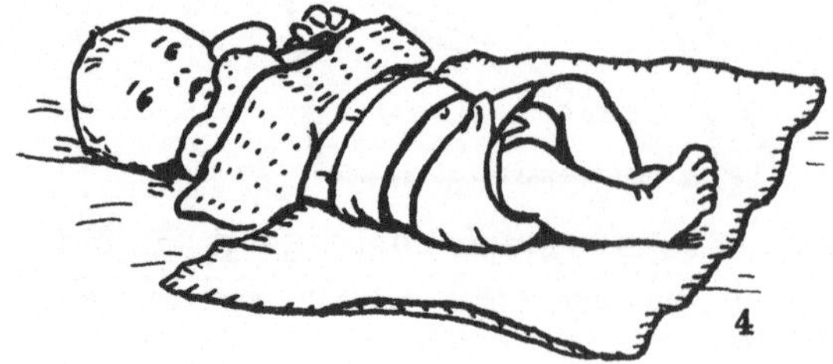

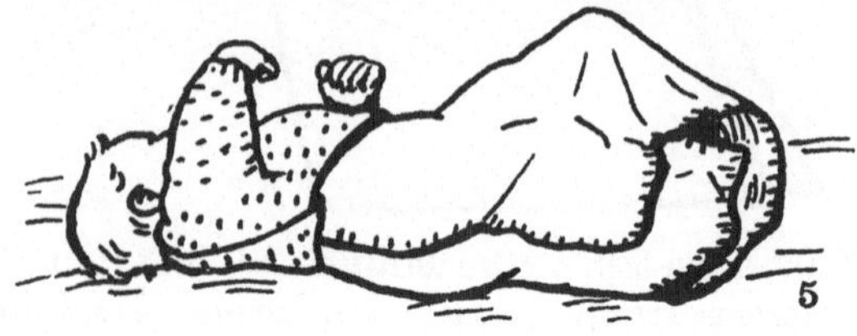

Einwindeln des größeren Säuglings.

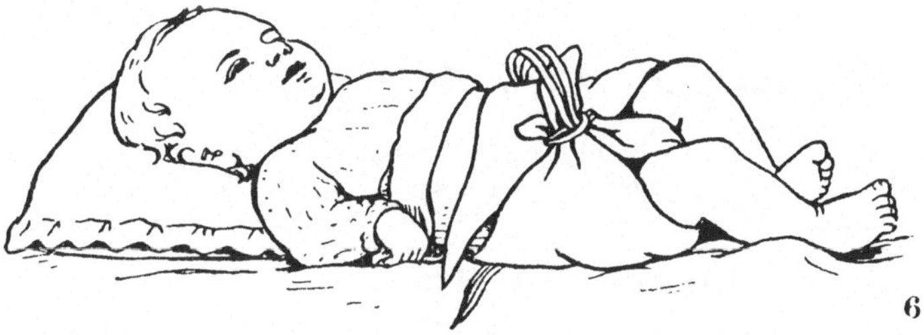

Die Windel wird zum Dreieck, wenn möglich zum doppelten gelegt und unter das Gesäß (nicht den Rücken) des Kindes geschoben.

Bei stark naßmachenden Kindern wird eine zweite, zum länglichen Viereck gefaltete Windel zwischen die Schenkel gelegt und darüber die Windel gebunden:

Einer der Seitenzipfel wird quer über den Leib gelegt; der andere mit dem Mittelzipfel zusammen mittels eines ungefähr 1 m langen Bandes mitten über den Leib angeschlungen [Abb. 6].

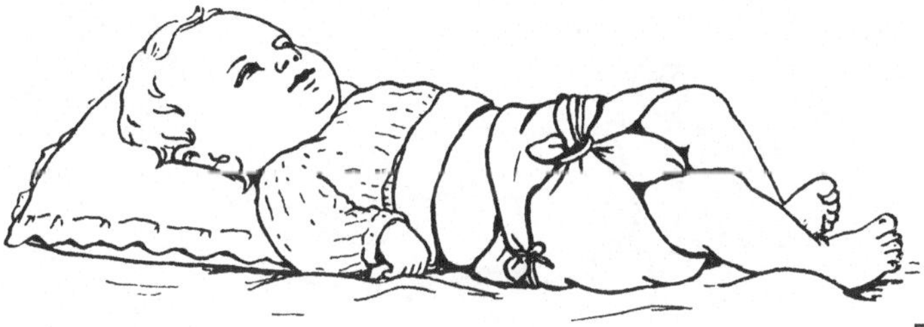

Dann wird das Band hinten um das Kind herum geführt, so daß es dem zuerst übergelegten Zipfel 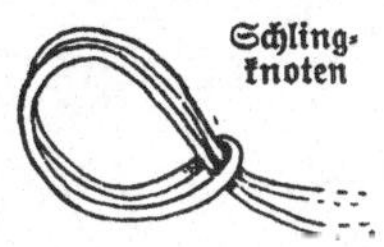

entgegen kommt. Mit diesem wird es seitlich vom Kinde zusammengebunden. [Abb. 7.]

Auch bei dieser Befestigung berührt die Windel nicht das Hemd. Der Schlitz zwischen Windel und Hemd kann durch eine um den Leib gebundene Windel gedeckt werden. Oder eine Unterlage wird wie auf Abb. 5 umgelegt. Die Unterlage kann durch eine umgebundene Windel gehalten werden. [Abb. 8]. Oder das Kind bekommt ein hinten offenes Kleid angezogen.

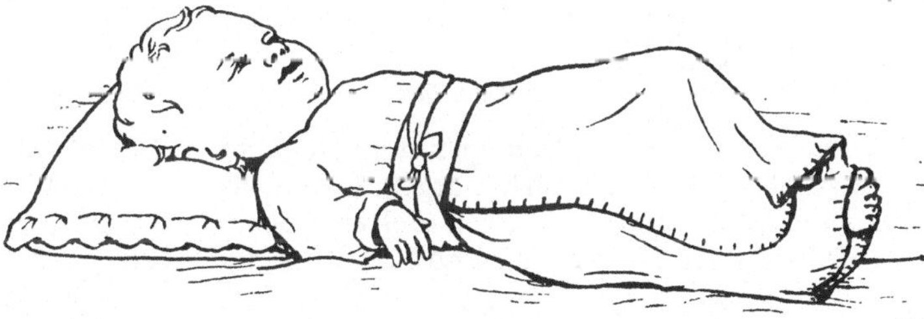

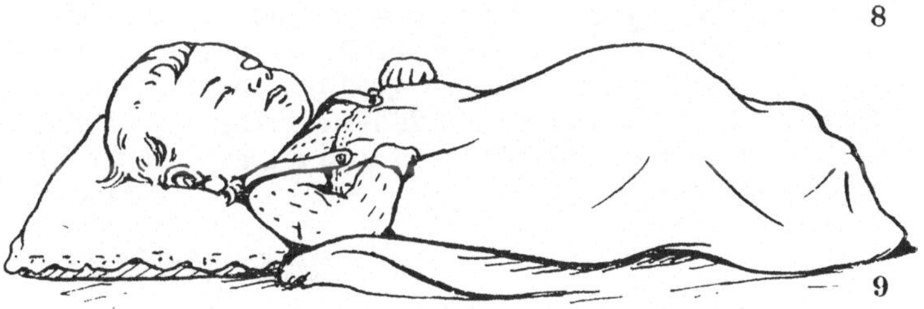

Ein Strampelsack ist besonders für die Nacht empfehlenswert. [Abb. 9.]

Das Kind kann auch Leibchen und Windelhose erhalten, die zweckmäßigste Kleidung zum Strampeln, Kriechen und Laufen. [Abb. 10.] Strickhosen waschen sich ebenso leicht wie Windeln, werden über die zuerst umgelegte Windel angezogen und sind die bequemste, sicherste Befestigung. Strümpfe und Strumpfschuh sind nur nötig, wenn das Kind beim Freistrampeln kalte Füße bekommt. [Vgl. auch S. 20.]

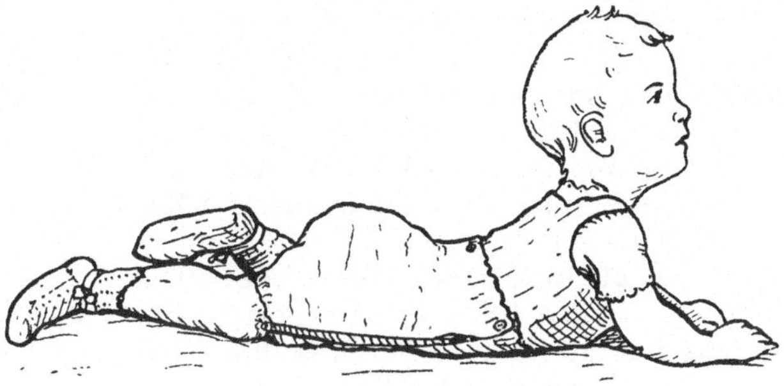

6

7

8

9

10

Allerlei Arten des Einwindelns.

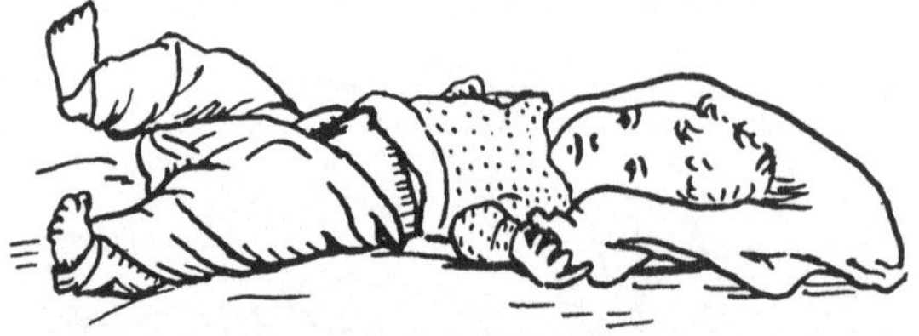

Unzweckmäßige Art.

Die Hauptmasse der Windel umwickelt die Beine und leitet, die Nässe dahin.

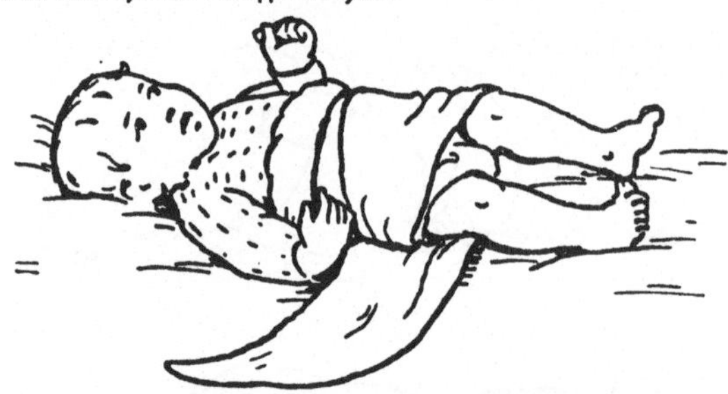

Sehr gebräuchliche Art.

Die Windel ist einfach dreieckig untergelegt, die zwei zwischen den Schenkeln vorgeholten Ecken des Mittelzipfels sind nach beiden Seiten, sodann die Seitenzipfel, die sehr lang und breit sind, um den Leib gelegt.

Weniger günstig bei dieser Art ist, daß die Hauptmenge der Windel den Leib umwickelt und nur ein kleiner Teil zum Aufsaugen zwischen den Schenkeln liegt. Nabelbinden und Wäsche werden unmittelbar von der Windel berührt und werden daher leichter naß.

Auch keine glückliche Art.

Die Seitenzipfel sind einmal um die Oberschenkelgeschlungen und dann mit den zwei Ecken des Mittelteils verknotet. Der Leib liegt frei, bei Knaben oft sogar die Harnröhre, so daß Decke, Hemd usw. leicht naß werden.

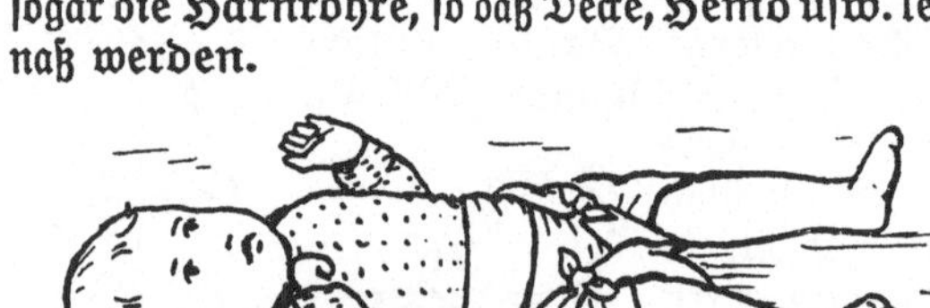

Geknotetes „Höschen" mit zwei Windeln.

Die erste Windel ist im Dreieck untergeschoben, die Seitenzipfel um den Leib gelegt, sodann wird die zweite schmal zusammengefaltete Windel um den Leib geschlungen und die Ecken mit den beiden Ecken des Mittelzipfels verknotet.

In dieser sehr haltbaren Befestigung liegen die Kinder nur leicht etwas steif; durch das Knoten reißen leicht die Windelecken und trotzdem sogar zwei Windeln benutzt werden, liegt nur zweifacher Stoff unter dem Gesäß und zwischen den Schenkeln.

Wärmflaschen.

Wärmflaschen erhält das Kind nur bei Bedarf. Es soll nicht überwärmt werden, muß aber behaglich warm sein und warme Füße haben. Zu kühle Lagerung kann das Gedeihen zarter Kinder sehr beeinträchtigen, Frühgeborene sogar gefährden. Wärmflaschen müssen zuverlässig wasserdicht und in ein Wolltuch oder einen Wollstrumpf völlig eingehüllt sein. Sie werden unter die Gummiunterlage vor die ausgestreckten Füße des Kindes oder auch zu seinen beiden Seiten gelegt. Die Decke muß sie mit bedecken. Vorsicht vor Überhetzen! Körperwärme beobachten!

Einwickeln der Wärmflasche in ein Wolltuch.

Wärmflasche im Strumpf.

Lagerung des Kindes.

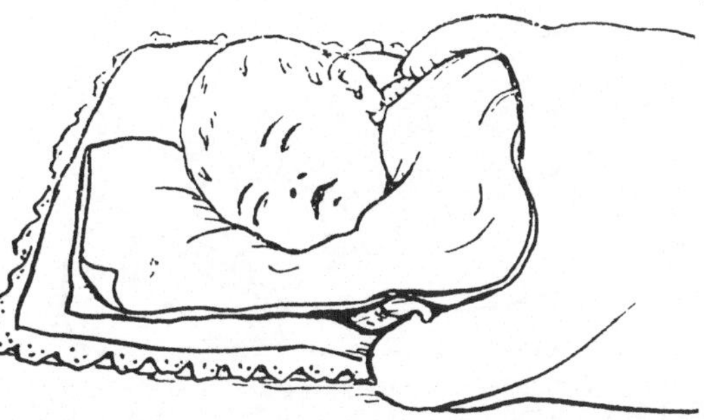

Das Kind gehört in sein eigenes Bett! Man gewöhne ihm grundsätzlich nicht an, in Mutters Bett zu kommen, wenn es schreit! Das Neugeborene wird auf die Seite gelegt zum Schutz gegen Verschlucken (Erstickungsanfälle!) beim Spucken. Ein Tuch (Windel), der Länge nach zusammengefaltet, wird unter den Kopf des Kindes, unter seinem Kinn vorbei über die Schulter gelegt; es schützt das Kissen bei Speikindern, und so lange die Hände noch nicht den Umweg gefunden haben, verhütet es das Zerkratzen des Gesichtes und das Fingerlutschen. Das Kind muß abwechselnd auf der rechten und linken Seite liegen, weil immer die gleiche Lage die betreffende Kopfseite abplattet. — Sitzen darf das Kind erst, wenn es allein mit geradem Rücken sitzen kann; vorher soll es auch nicht von Kissen gestützt aufgesetzt werden.

Festbinden des Kindes, wenn es nicht mehr liegen bleibt, ist ein wertvoller Schutz und keine Quälerei, wie es unerfahrene Mütter oft glauben,

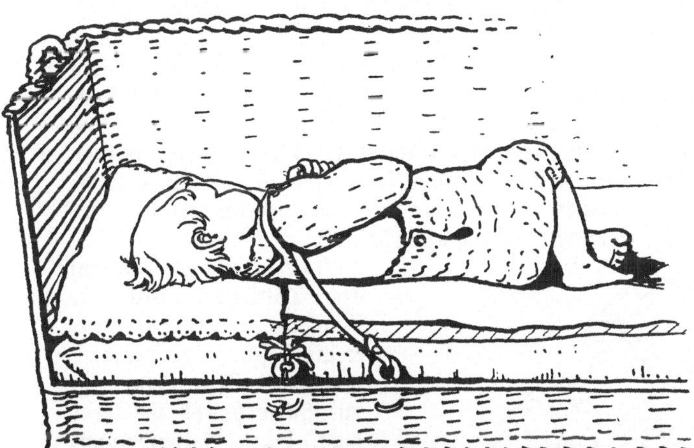

denn:

1. Das Kind kann nicht aus dem Bette fallen.
2. Es kann sich nicht unter der Decke vorschieben und kalt werden.
3. Es kann sich nicht auf das Kopfkissen setzen, was weder appetitlich noch gesund ist!
4. Unruhige Kinder, besonders einjährige, kommen abends nicht aus der richtigen Lage und gewöhnen sich an schnelles Einschlafen, ohne daß jemand zur Aufsicht dabei ist. Das schont die Nerven des Kindes wie die der Eltern. Auch anfangs widerstrebende Kinder gewöhnen sich schnell, vorausgesetzt, daß anfängliches Geschrei nicht beachtet wird.

Ausführung: Ein Schutzgurt wird dem Kinde umgelegt; statt dessen kann auch ein Gurtband in der Rückenmitte des Leibchens angenäht oder durch die Achselbänder gezogen und dann beiderseits unter Matratzenhöhe am Bettgitter (Ring) befestigt werden, aber etwas schräg zum Fußende hin, sonst rutscht das Kind doch nach oben.
Festbinden der Decke verhindert das Bloßstrampeln: mit dem bekannten Schlingknoten, [Abb. S. 31] der sich bei Zug immer fester zieht, anderseits leicht zu lösen ist, werden die oberen Deckenzipfel angeschlungen und ziemlich weit zum Kopfende hin festgebunden, auch stets unter Matratzenhöhe, sonst liegt die Decke hohl und wärmt nicht.

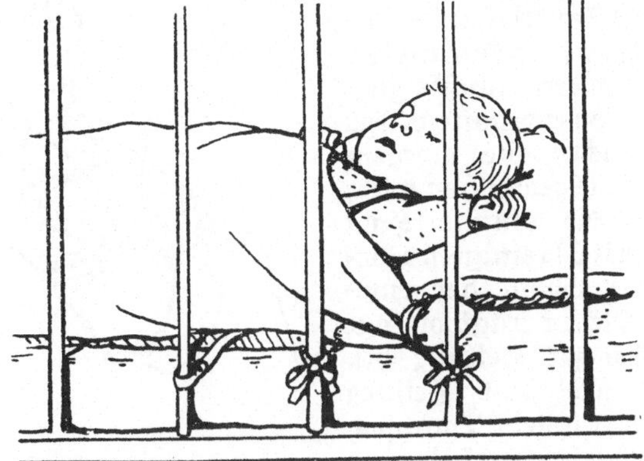

Trockenlegen und Gewöhnung zur Sauberkeit.

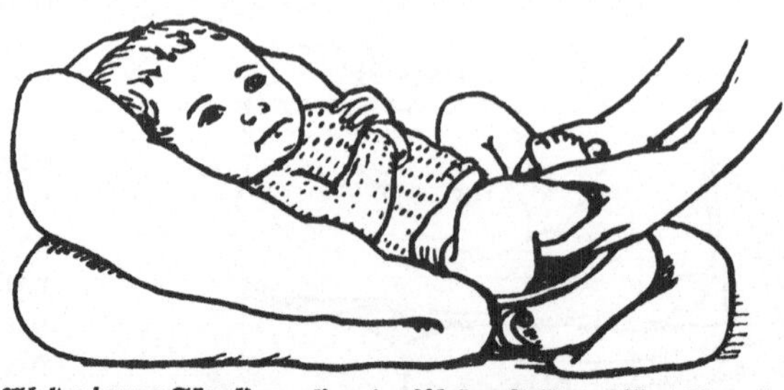

Abhalten junger Säuglinge: liegend auf schräg gestelltem Kissen (Gummi. Unterlage) über flachem Topf oder Schale. Die Beine werden gehalten und nötigenfalls warm zugedeckt.

Trockenlegen geschieht zu jeder Mahlzeit, und zwar im allgemeinen vorher bei Brustkindern und Kindern, die leicht spulen; bei Kindern, die während oder nach dem Trinken zu entleeren pflegen, nachher. Kinder mit empfindlicher Haut müssen häufiger trocken gelegt werden, jedenfalls, sobald man bemerkt, daß sie schmutzig sind. Beim Abnehmen der Windel wird der Stuhlgang mit den sauberen Ecken der Windel möglichst entfernt, sodann das Gesäß mit lauem Wasser gewaschen und sorgsam getrocknet. Bei kleinen Mädchen vgl. S. 11. Ist das Kind nur naß, so genügt meistens, es mit einer trockenen Ecke der Windel oder Unterlage abzutrocknen. — Wundsein kann entstehen durch zu seltenes Trockenlegen, schlecht aufsaugende, schlecht gewaschene oder ungenügend gespülte Windeln, zu dick eingestreuten oder unzweckmäßigen Puder (Mehl!), durch Luftabschluß: Gummiumhüllung! Gummihosen! Federbetten! Auch Ernährungsstörungen und sonstige Krankheiten können teilweise oder allein die Ursache sein (Arzt!).

Behandlung: Alle diese Fehler abstellen! Die wunden Stellen jedesmal abtupfen mit essigsaurer Tonerde, 1 Teelöffel auf ½ Tasse Wasser; trocken tupfen, dünnpudern; nachts Zinkpaste, Vasenolpaste o. dgl. aufstreichen, die morgens mit Öl abgewaschen wird; oder: die wunde Haut nur mit Öl reinigen. Sonnenbestrahlung der wunden Stellen trägt oft wesentlich zur Heilung bei. Tritt nicht bald Heilung ein oder besteht Durchfall, so ist der Arzt zu befragen.

Gewöhnung zur Sauberkeit. Beobachtet man, daß ein Kind oft zu bestimmter Zeit — meist kurz nach dem Trinken oder Erwachen — entleert, so kann man schon sehr früh mit Abhalten beginnen; zuweilen gelingt es, schon bei wenigen Wochen alten Säuglingen jeden Stuhlgang, wenn auch nicht alle Urinentleerungen, aufzufangen. Mit 3—6 Monaten zeigen schon viele Kinder Verständnis; spätestens aber beginne man mit regelmäßigem Abhalten oder auf den Topf setzen, wenn das Kind sitzen kann. Der Erfolg hängt wesentlich ab vom Geschick von Mutter oder Pflegerin, die richtigen Zeiten abzupassen, doch sind auch die Kinder sehr verschieden. Ist mit 12—15 Monaten noch keinerlei Erfolg erzielt, so frage man den Arzt. Das zweijährige Kind soll tags und im allgemeinen auch nachts sauber sein. Ausnahmsweises Naßmachen kann freilich auch später noch vorkommen. (Nervöse Kinder!)

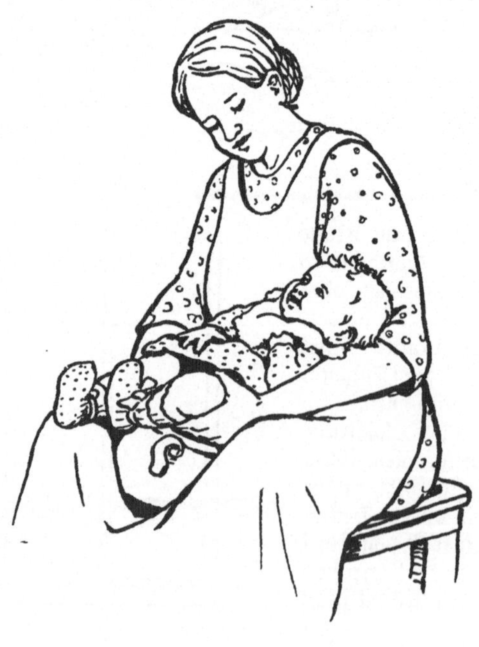

Beim Abhalten oder auf dem Töpfchen soll das Kind nie nebenher anderweitig beschäftigt werden, weder mit Spielzeug noch mit Butterbrot! Es lernt nicht, seine Aufmerksamkeit auf schnelle Erledigung seiner „Pflicht" zu richten, und das lange Sitzen kann zu Darmsenkung oder Darmvorfall führen.

Die Spielstühlchen mit Töpfchen, in denen das Kind einmal spielen, einmal essen und dann etwas anders soll, erschweren eine gute Gewöhnung in diesem Sinne und sind deshalb unbedingt abzulehnen.

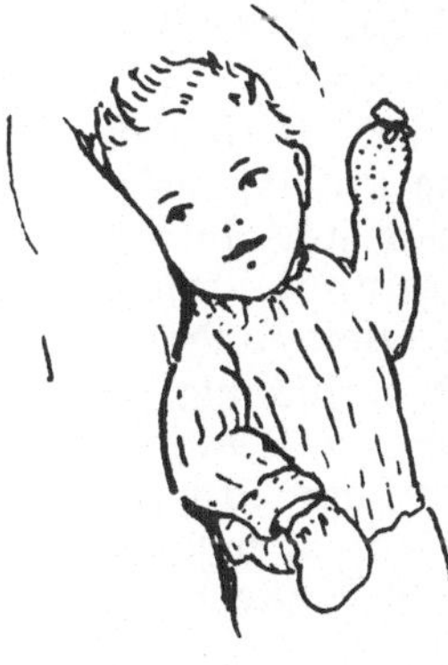

Verhütung des Lutschens

(vgl. S. 16). Hauptsache: Verhüten, daß das Kind überhaupt damit anfängt! Die auf S. 33 dargestellte Lagerung des Neugeborenen schützt oft wochenlang und verdient, grundsätzlich Anwendung zu finden. — Beginnt das Kind doch zu lutschen, so genügt zuweilen, die reichlich langen Jackenärmel über die Hände zu streifen, nötigenfalls darüber zuzubinden. — Sonst wird ein Fäustling aus kräftigem weißen Stoff mittels Bandzug (aber kein Gummiband!) um das Handgelenk befestigt; die Bandenden sind bei älteren Kindern sorgfältig im Handschuh zu verstecken. Er kann auch an Jacke oder Nachtrock angenäht werden. Lutscht das Kind daran, so legt man eine kleinere Windel oder weiches Papier in und um seine Hand in den Fäustling, der als dicker Ball nicht mehr in den Mund paßt. — Im Notfall wird eine gut gepolsterte Pappschiene vom Schultergelenk bis zur Hand vorn (Beugeseite) an den Arm gewickelt („Pappmanschette"). Angenehmer ist eine Stoffjacke mit Pappeinlage in der vorderen Armelhälfte.

Schnitt der Jacke.

Eine Hälfte ist auseinandergelegt, die andere zusammengenäht dargestellt. Größe: für das erste Halbjahr; Säume und Nähte sind überall zuzugeben. F-----F zeigt, wo die Jacke durch Zugabe erweitert oder durch eine Falte enger gemacht werden kann. Ein Knopfverschluß hinten verhindert, daß die Jacke vom Kind ausgezogen wird. — Armel: Innen ist auf reichlich die vordere Hälfte ein Stoffstreifen aufgesteppt, der oben als freie Lasche etwa 3 cm übersteht. Sind die Armelnähte und die Schulternähte des Rumpfteiles genäht, so werden die Armel eingesetzt, die Naht nach unten, das doppelte Teil nach vorn. Zuletzt wird eine entsprechend große, an den Ecken abgerundete, rinnenförmig gebogene Pappe vom Armloch aus zwischen den doppelten Stoff geschoben und durch die darüber eingeschlagene Lasche gehalten. Zur Wäsche wird die Pappe herausgezogen.

Auch das Lutschtuch ist zweckmäßig: das Kind wird auf eine große, dreieckig gefaltete Windel gelegt. Die Seitenzipfel werden in der Art eines Umschlagtuches um Schultern und Arme gelegt, dann aber nicht vor der Brust, sondern hinter dem Rücken gekreuzt und dann mit den beiden Enden des Mittelzipfels verknüpft, die man entweder seitwärts neben den Händen oder zwischen den Beinen vorholt. Für ältere Kinder ist tagsüber strikte Erziehung, nachts und zum Mittagsschlaf aber der Fäustling das Gegebene, denn es ist zu viel vom Kinde verlangt, wenn es auch im Halbschlaf das gewohnte Lutschen lassen soll, und würde es leicht an das Nichthalten gegebener Versprechen gewöhnen. Der Fäustling braucht ihm durchaus nicht als Strafe — vielleicht nicht einmal als Folge des Lutschens — dargestellt zu werden. So freute sich ein kleiner Bube über die prächtigen „Eisbärpfoten". Eins ist wichtig: Keinesfalls darf anfänglicher Widerstand dazu führen, daß der Finger „nur heute noch" wieder freigelassen wird! Nachgeben veranlaßt das Kind nur zu verdoppelten Anstrengungen und quält es unnötig! Jedes Kind gewöhnt sich an die Fäustlinge usw., und zwar um so leichter, je weniger sein Widerstand beachtet wird.

Ganz unsinnig wäre vollends, Kinder deswegen zu bedauern!

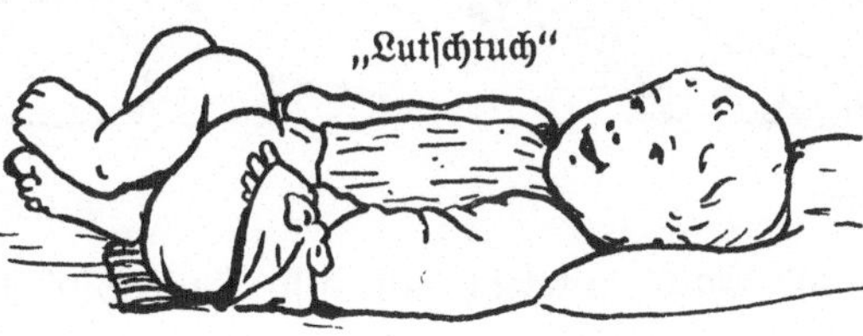

„Lutschtuch"

Spielzeug.

Ganz einfaches Spielzeug kann, sobald das Kind Verständnis dafür zeigt, an nicht zu langem Bande oben von seinem Bettgitter hängen, aber so, daß sich das Kind beim Spielen nicht in das Band verwickeln kann (z. B. Gummifigur, möglichst ohne Pfeifchen; feste glatte Rassel; abgescheuerte glatte Garnrollen und dgl.).

Verboten ist Spielzeug, das nicht waschbar oder nicht gewaschen ist, das verschluckt werden kann oder Stellen hat, an denen sich das Kind verletzen könnte, z. B. Schlüssel, Geld oder Geldtaschen, bedrucktes oder beschriebenes Papier, Feder- oder Pelztiere, abfärbendes Spielzeug und dergleichen mehr.

Viel aufgedrängtes Spielzeug, viel Vorspielen und Beschäftigen macht das Kind unselbständig, unruhig, unzufrieden; es verlangt nach immer etwas Neuem und verliert die gesunde Behaglichkeit des fröhlich für sich beschäftigten Kindes.

Beginnt ein Kind, unruhig und mißlaunig zu werden, — oft das erste Zeichen der Ermüdung, — so soll es nicht (zur Belohnung!) auf den Arm genommen oder sonst beschäftigt werden, sondern ruhig ins Bett gelegt und möglichst allein gestellt! (Vgl. S. 16, „Schreien".)

Turnen.

Turnen übt und stärkt den Körper und regt die Organe an. Sobald das Kind Verständnis zeigt, also mit 2—4 Monaten, kann begonnen werden. Geturnt wird ohne Bekleidung (vgl. S. 28, Luftbad). Dadurch hat man auch Gelegenheit, des Kindes Körper genau zu beobachten, etwaige Fehler, Verkrümmungen oder Schwächen frühzeitig zu bemerken und ärztlich behandeln zu lassen. Das Turnen soll dem Kinde ein Vergnügen sein, fröhliche Worte ermuntern es, sichere Griffe und ruhige Bewegungen verhüten, daß es erschrickt oder fällt. Möglichst muß das Kind selbst — aktiv — die Bewegungen ausführen. Jeder Griff muß der natürlichen Richtung der Glieder und Gelenke entsprechen.

Falsch ist z. B. das Hochziehen an einem Arm,

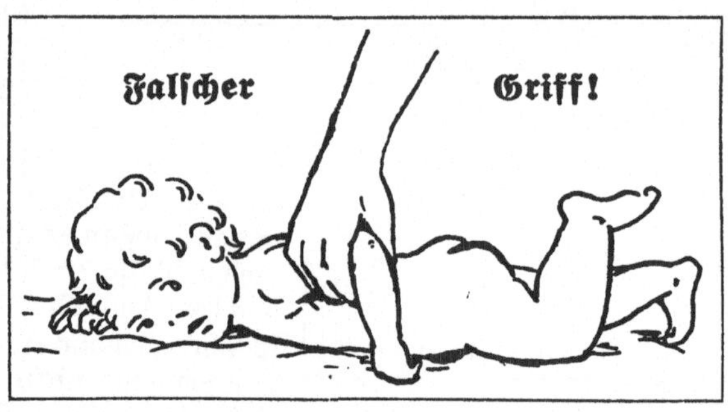

das man leider sehr oft sieht, wenn kleine Kinder am Fallen gehindert oder wieder aufgehoben werden (Treppe, Kantstein, Straßenbahn!). Sobald man merkt, daß das Kind ermüdet, wird mit Turnen aufgehört. Mit kranken Kindern wird selbstverständlich nicht geturnt.

Einige Beispiele, wie wir Säuglinge turnen lassen:

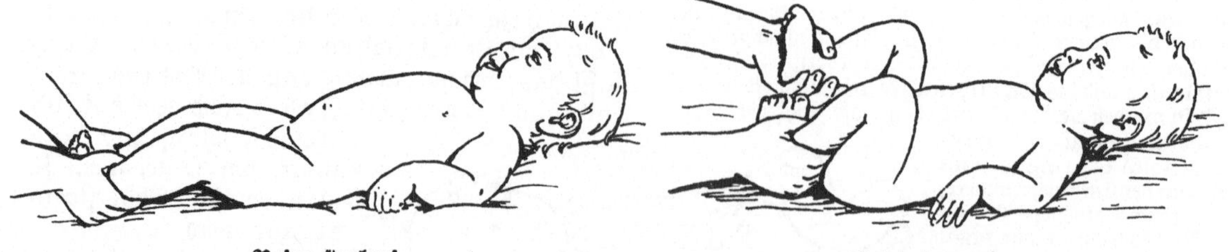

Beine strecken!   Beine beugen!

Diese Übung betätigt Bein- und Bauchmuskeln, wirkt also auch günstig auf die Darmtätigkeit.

"Hängen und Steigen".

Man legt die Daumen in des Kindes Hände. Sobald es zufaßt, umschließt man mit der Hand des Kindes Unterarme, um jedes Fallen sicher zu verhüten und ermuntert es, sich aufzurichten, zum Sitzen, zum Stand, dann zum freien Hängen, wobei es allmählich lernt, auf der Brust hinauf bis auf die Schultern zu steigen. Diese Übung betätigt alle Teile des Körpers.

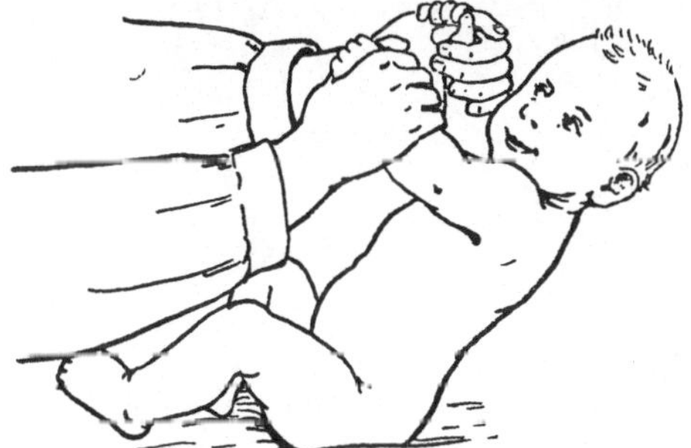

Halt' dich fest! Komm' hoch!

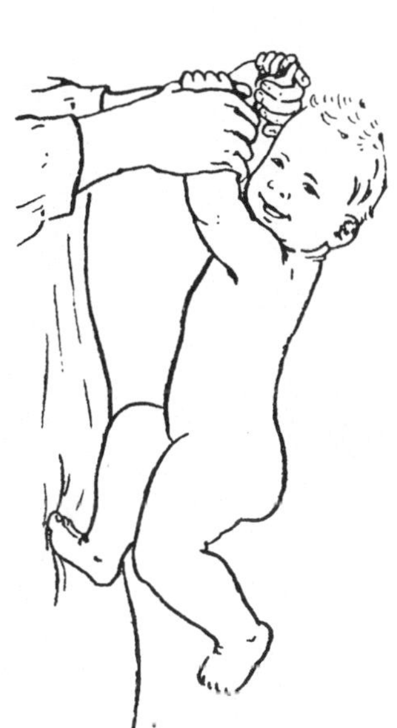

Immer steigen!

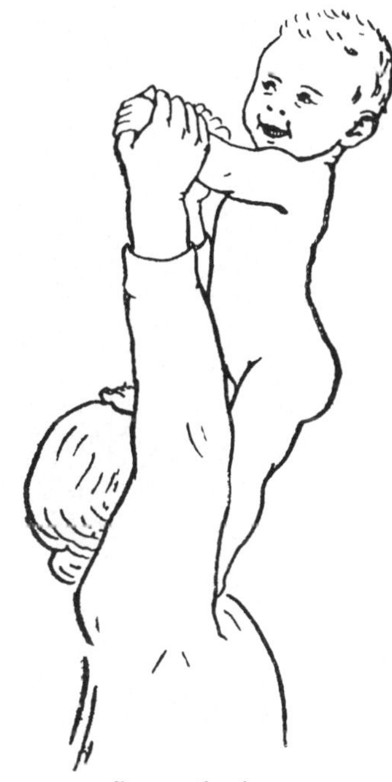

Hurra, oben!

Bauchlage weitet die Brust, stärkt den Rücken, übt die Glieder und massiert den Bauch; schon wenige Wochen alte Säuglinge sollten sie täglich einige Zeit einnehmen, nur nicht auf weichen Kissen (Erstickungsgefahr!) und besonders Knaben nicht dauernd. (Druck auf die Geschlechtsteile.) Faßt man nun die Beine, (ein Finger zwischen den Fußgelenken!) und hebt sie langsam hoch, so lernt das Kind, sich auf die Hände zu stemmen; mit der freien Hand kann man durch entsprechende Unterstützung der Brust verhüten, daß es auf die Nase fällt.

Später lernt es auch auf den Händen vor- und rückwärts gehen ("Schiebkarre"), eine vorzügliche Übung für Arme, Bauch und Rücken.

Hängen an den Beinen ist gesunden Kindern durchaus angenehm, besonders wenn sie Turnen gewöhnt sind. Selbstverständlich darf es nicht nach dem Trinken versucht werden.

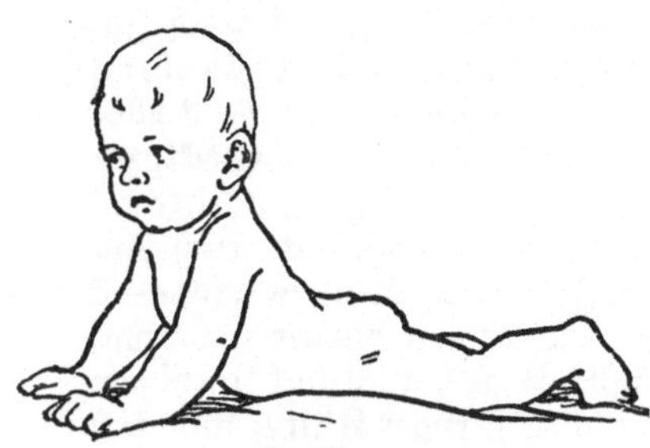

Bauchlage.

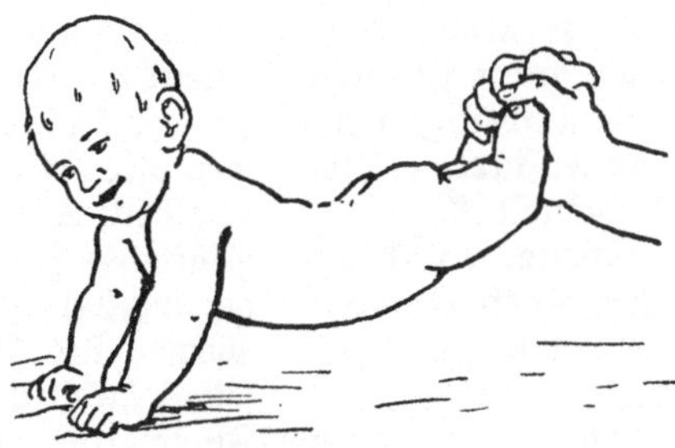

Handstand.

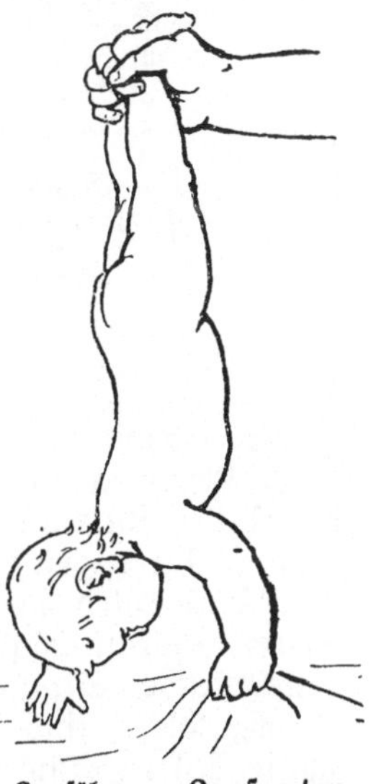

Kopfüber — Kopfunter,
Immer lustig und munter!

6*

Aufenthalt im Freien.

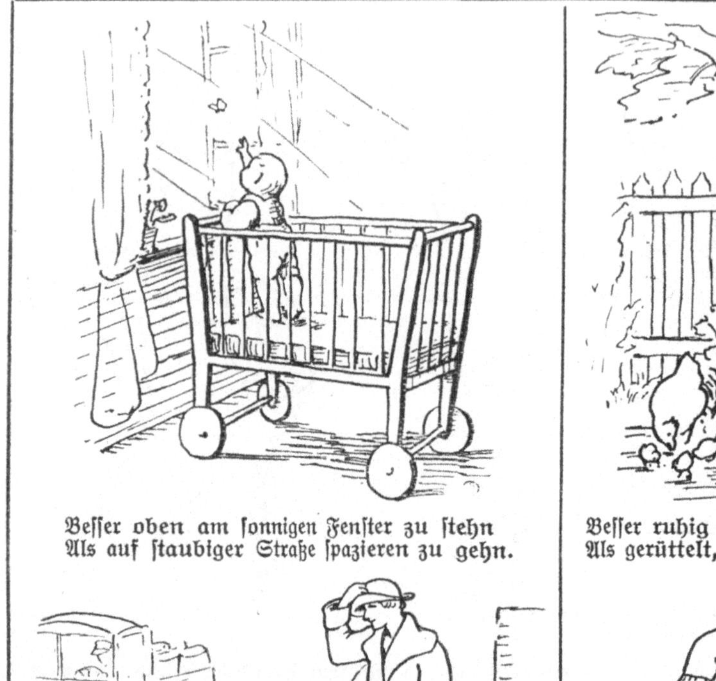

Beffer oben am fonnigen Fenfter zu ftehn
Als auf ftaubiger Straße fpazieren zu gehn.

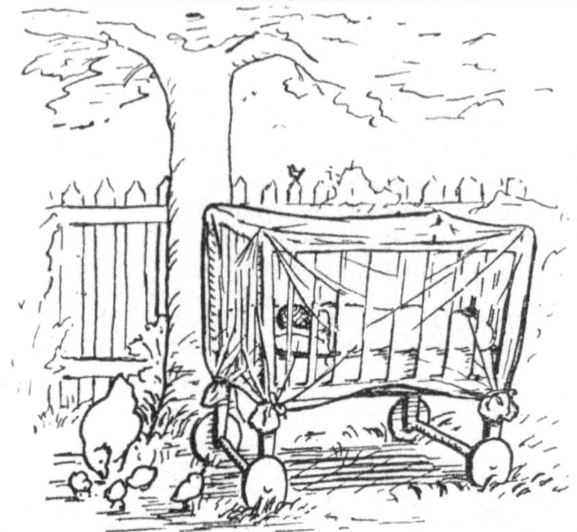

Beffer ruhig im Garten in fchattiger Kühle,
Als gerüttelt, ohne Licht, in erdrückender Schwüle.

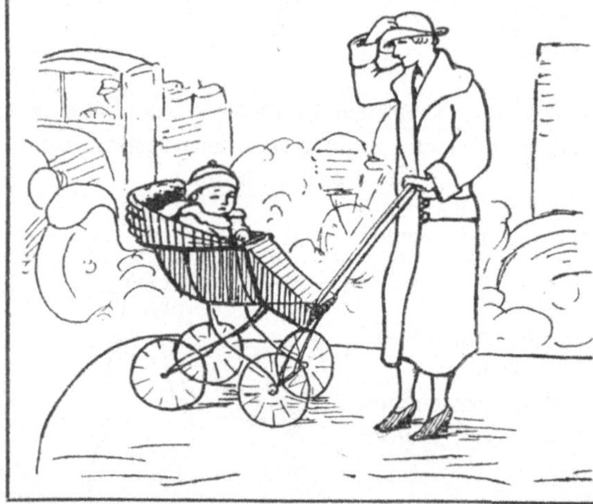

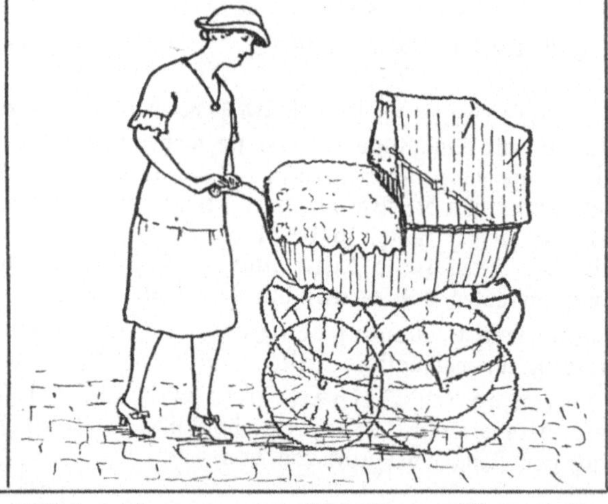

In der warmen Jahreszeit: je mehr, defto beffer. Kleidung und Bedeckung richten fich nach dem Wetter. Luft und Licht follen nicht abgesperrt werden! Nur gegen zu heiße Sonne, ftarken Wind oder Regen wird das Verdeck hochgeftellt.

Kinder gehören möglichft ins Grüne, nicht auf verkehrsreiche Straßen und ins Kaffeekonzert. Sonnige Plätze find im allgemeinen vorzuziehen, nur im heißen Sommer der kühle Schatten.

Gegen unerwünfchten Befuch (Mücken) wird ein Gazeschleier über das Bett gefpannt und fo befestigt, daß weder das Kind ihn greift noch Infekten darunter fchlüpfen können. [Abb. rechts oben.]

In der kalten Jahreszeit wird das 2—3 Wochen alte Kind wärmer bekleidet und bedeckt, zunächst ein Stündchen in ein ungeheiztes, vorher gut gelüftetes Zimmer gebracht, allmählich auch länger und bei offenem Fenfter. So kann es nach 4—8 Wochen ins Freie, und, einmal daran gewöhnt, foll es möglichft täglich hinaus, auch bei fonnigem Frostwetter, nur nicht bei ftrenger Kälte, fcharfem Wind, naßkaltem Nebel.

V. Ernährung.

A. Natürliche Ernährung.

Muttermilch ist ein „Kunstwerk" der Natur! Sie enthält alle Stoffe, die der wachsende Körper braucht und ist den Bedürfnissen der betreffenden Jungen aufs feinste angepaßt.

Zahl der Tage bis zur Verdoppelung des Geburtsgewicht des Jungen:

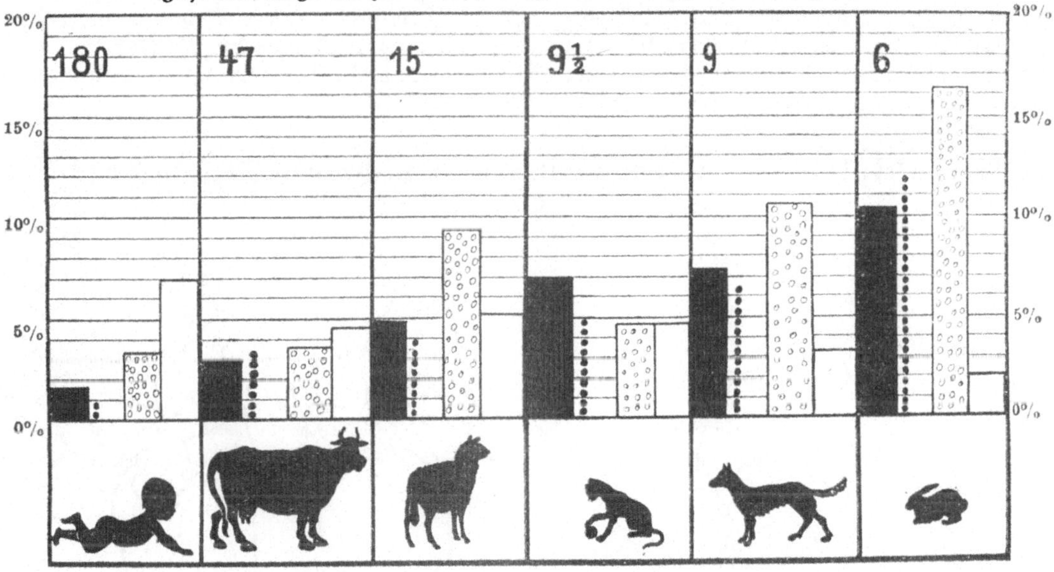

Zusammensetzung verschiedener Milcharten.

Bestandteile: Wasser. Mangel an Flüssigkeit ge=fährdet schneller, als Nahrungsmangel. (Deshalb verordnet der Arzt z. B. Tee, wenn kranke Kinder wenig oder keine Nahrung haben dürfen.)
Eiweiß ■ und Salze ··· [jeder · = 1⁰/₀₀], die hauptsächlich zum Aufbau des Körpers dienen. (Vergleiche: je rascher das Junge wächst, desto mehr Aufbaustoffe bietet ihm seine Muttermilch.)
Fett ⬚, im wesentlichen Wärmespender. Bemerkenswert ist der Fettreichtum der Milch von Tieren aus kaltem Klima, z. B.:

Hund (verwandt mit Wolf, Fuchs) 11,6 % Fett
Renntier . . . . .17,1% „
Delphin . . . . .43,8%! „

Dagegen die Milch von Tieren aus warmem Klima, z. B.

Katze . . . . .4,8% Fett
Kamel . . . . .3,1% „
Pferd. . . . . .1,2% „

Zucker (Kohlehydrat) ▭, ist Kraft= und Wärmespender, kann Fett bis zu gewissem Grade ersetzen, begünstigt auch seine Ausnutzung. „Fette verbrennen im Feuer der Kohlehydrate."
Ergänzungsstoffe (Vitamine, Fermente, Schutz=stoffe gegen Krankheiten), die den arteigenen Jungen angepaßt, ja z. T. nur für diese wirksam sind!

Muttermilch ist unersetzlich!

Sogar, wenn die grobchemische Zusammensetzung nachgeahmt würde, bliebe der Unterschied, denn jede Milch hat ihr besonderes Eiweiß, Fett, ihre Salze usw. Die Natur arbeitet wunderbarer, fei=ner als unser Menschenwissen begreift! Deshalb nicht mißtrauisch an der Muttermilch kritteln! „Schlechte Muttermilch" gibt es nicht! Wo sie scheinbar dem Kinde nicht bekommt, liegen an=dere Ursachen zugrunde, oft z. B. fehlerhafte Still=technik oder Pflege, krankhafte Veranlagung des Kindes usw.

Wert des Stillens für Kind und Mutter.

Brustkinder entwickeln sich körperlich und geistig gesicherter, als Flaschenkinder.

Brustkinder sterben seltener als Flaschenkinder. [Statistik S. 2.]

Brustkinder erkranken seltener und überwinden Krankheiten leichter als Flaschenkinder. In Säuglingskliniken kommen fast ausschließlich Flaschenkinder zur Aufnahme, meistens mit Ernährungsstörungen. Muttermilch (Ammenmilch) ist dann oft das einzig rettende Heilmittel! (vgl. auch S. 52).

Stillen begünstigt die gesunde Zusammenziehung der Gebärmutter nach der Geburt, ist für die Wöchnerin also geradezu „Medizin".

Stillen verhütet oft, wenn auch nicht sicher, daß sich zu schnell ein Geschwisterchen einstellt.

Stillen regt Stimmung (Befriedigung), Appetit und Stoffwechsel an, bewirkt daher nicht selten ein förmliches Aufblühen der Mutter.

Stillen bildet ein starkes, inniges Band zwischen Mutter und Kind.

Stillfähigkeit bei gutem Willen und richtiger Stilltechnik
nach Beobachtung sachverständiger Ärzte.

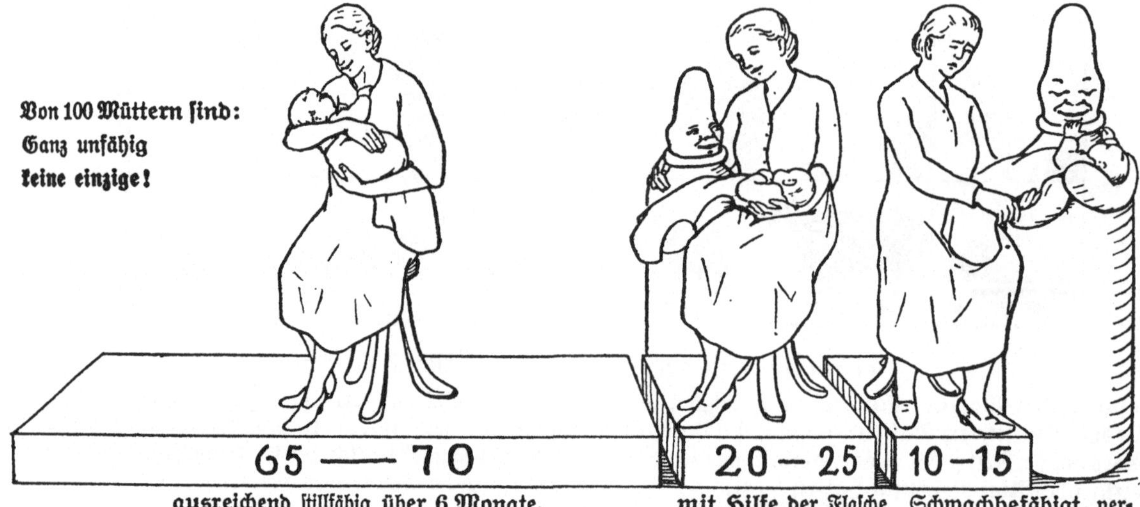

ausreichend stillfähig über 6 Monate.   mit Hilfe der Flasche über 6 Monate.   Schwachbefähigt, versagen im 1. Vierteljahr.

Warum stillen nicht alle Mütter?

Es gibt: **Mütter, die nicht wollen.** Das ist unnatürlich, leichtsinnig, ja pflichtvergessen und nur bei völliger Unkenntnis der Verantwortung begreiflich.

Mütter, die nicht dürfen. Das ist selten, denn nur wenige ernste Leiden verbieten das Stillen und nur der gewissenhafte Arzt darf davon abraten! Dieser Rat ist verantwortungsvoller als manche Operation!

Mütter, die verdienen müssen. Jedenfalls sollten sie die ersten 6 Wochen (gesetzliche Schonzeit) stillen und später möglichst noch 2—3mal am Tag; jeder Tag, jede Mahlzeit ist wertvoll!

Mütter, die — keine Milch haben. Das kommt unter Tausenden kaum einmal vor, wenn nur der **gute Wille** da ist und die **richtige Stilltechnik!** In der Kriegszeit unter dem Zwange der Milchknappheit — oder dem Reiz des Stillgeldes — stillten auch Frauen, die es bei ihren Friedenskindern „nie gekonnt" hatten. Durch richtige Beratung (Fürsorge) gelang es sogar Müttern, die schon eine Woche und länger nicht mehr angelegt hatten! Eine davon wurde später sogar noch — Amme! (Von dieser stammen die Angaben auf S. 42.)

Bau der Milchdrüse und Milchbildung.

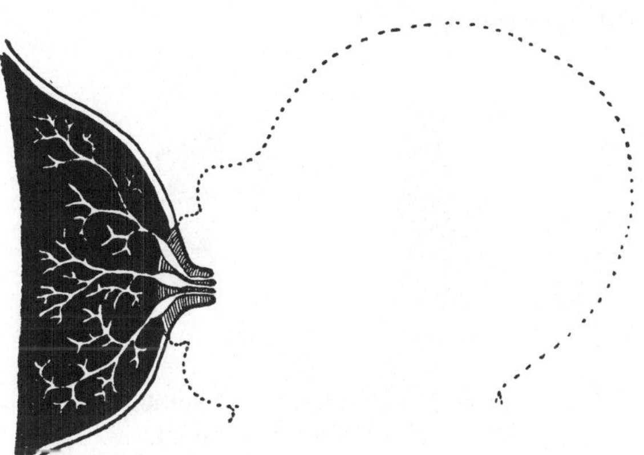

Bau der Milchdrüse, schematischer Durchschnitt.

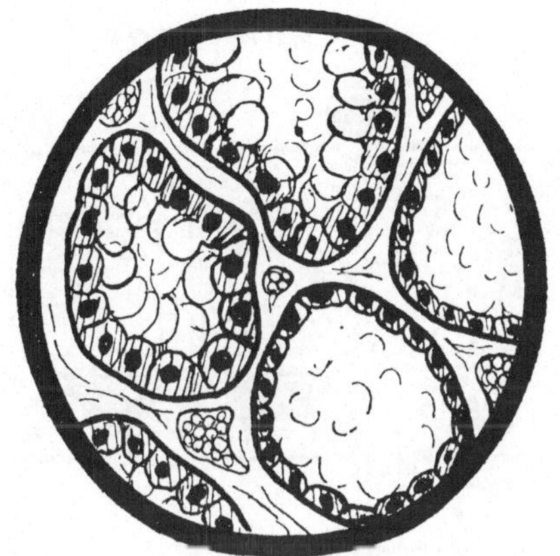

Milchdrüse unter dem Mikroskop, schematisch
gezeichneter Schnitt.

Bau der Milchdrüse: In der Brustwarze mün=
den 15—20 feine Röhren, die „Milchgänge".
Unter dem Warzenhof erweitern sie sich zu Sam=
melbecken, dann verzweigen sie sich in den „Drü=
senläppchen", die in Fettgewebe eingebettet sind.
Milchbildung: Die Zellen, welche die Wände
der Milchgänge bilden, haben die wunderbare
Fähigkeit, aus dem Blute genau die richtigen
Stoffe zu entnehmen, daraus Milch zu bilden und
die fertige Milch in das Innere der Milchgänge
abzusondern. Abb. rechts: der Schnitt trifft im we=
sentlichen 4 Milchgänge, von denen die beiden obe=
ren links in Tätigkeit sind: die Wandzellen sondern
Milch ins Innere der Röhre ab. Die beiden rechts
sind mit Milch gefüllt, die Wandzellen ruhen.
Zwischen den Milchgängen sieht man Blutgefäße.

Entleerung der Brust durch das Kind.

1. Es umfaßt die Warze luftdicht mit Zunge,
Kiefer und Lippen. Indem nun der Unterkiefer
gesenkt und die Zungenmitte rinnenförmig
herabgedrückt wird, entsteht in der Mund=
höhle ein luftleerer Raum, der Saugwirkung
ausübt und die Milch aus der Brust in die
Sammelbecken zieht, zum Teil auch schon in
den Mund.
2. Durch Zusammendrücken der Kiefer werden
dann die gefüllten Sammelbecken ausgepreßt.
Diese zweite wichtige Bewegung kann
nur wirkungsvoll sein, wenn das Kind
Warze und Warzenhof im Munde hat!
Sie verliert ihre Wirkung, wenn das Kind nur
spitz auf der Warze saugt und ebenso beim
Saugen an einem „Brusthütchen" [S. 49].
Saugen aus dem Flaschensauger ist grundsätz=
lich anders: das Kind muß ihn fast nach jedem
Schluck loslassen, damit an Stelle der heraus=
gesogenen Milch Luft in die Flasche treten kann.
Daher sind Flaschenkinder meistens ungeschickt,
wenn sie an die Brust gelegt werden, und um=
gekehrt.
Von Anfang an achte man auf breites
Zufassen über Warze und Hof! Es schont
die Warze und erleichtert das Saugen.
Man hüte sich auch, die gute Saugtech=
nik des Neugeborenen zu verderben
durch Flasche, Brusthütchen oder Schnuller, an
dem es „spitz" fassen und spielen, „nuckeln" lernt.

Des Kindes Saugen bringt und erhält
die Brust in Gang!

Saugkraft, Sauglust und Hunger dürfen also nicht
beeinträchtigt werden, z. B. durch ungeregelte
Mahlzeiten, Füttern zwischen den Mahlzeiten,
Schnuller, unbequeme Lage, behinderte Nasenat=
mung oder vor allem nicht durch vorzei=
tige Flaschenbeigabe, besonders nicht in den
ersten Wochen!
Soll die Brust hingegen versiegen, so darf sie
nicht entleert werden.

Die Milchbildung in der Bruſt gleicht einem Fabrikbetriebe: Nachfrage ſteigert die Produktion.

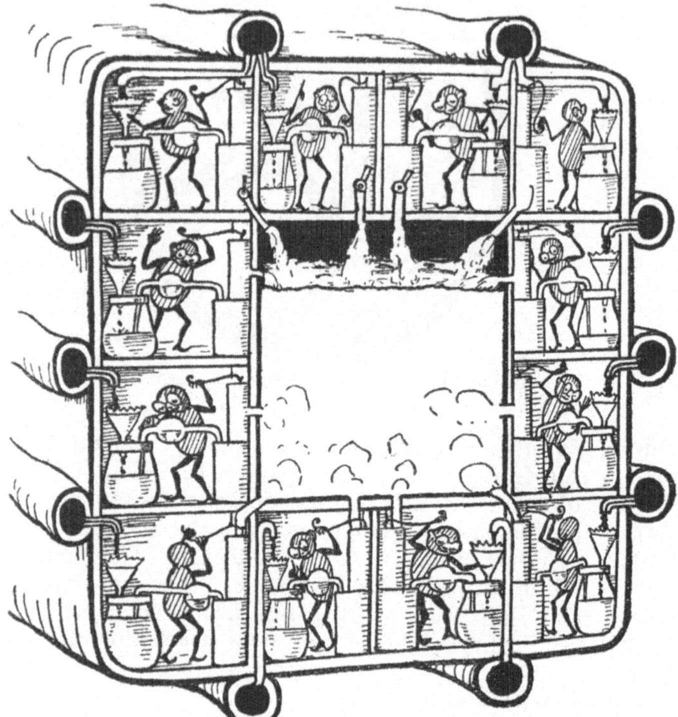

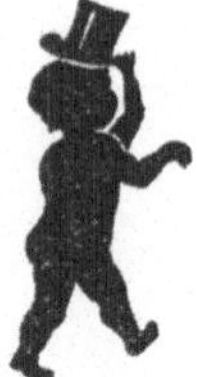

Wenn ſtets der Käufer kommt mit Pünktlichkeit,
Iſt die Fabrik in voller Tätigkeit.
Und wenn gar mehr als einer ſie beehrt,
Wird demgemäß die Lieferung vermehrt.

Vgl. die Abbildung rechts auf der vorigen Seite: Die Drüſenzellen nehmen aus dem Blute (die Rohre ringsum) die zur Milchbildung nötigen Stoffe, bilden Milch und füllen damit die Milchgänge, deren einer als großer Kanal in der Mitte dargeſtellt iſt.

Je regelmäßiger und reſtloſer die Bruſt von der fertigen Milch befreit wird, deſto mehr Milch wird gebildet!

Beiſpiel: Eine nicht beſonders milchreiche Mutter kam als Amme in die Säuglingsklinik und legte außer dem eigenen 3½ Monat alten Kinde erſt ein, dann mehrere Anſtaltskinder an. Dargeſtellt iſt: Die Milchmenge je eines Tages und ihre Verteilung auf Ammenkind (unten) und Anſtaltskinder.

(Beobachtung aus der Hannoverſchen Kinderheilanſtalt.)

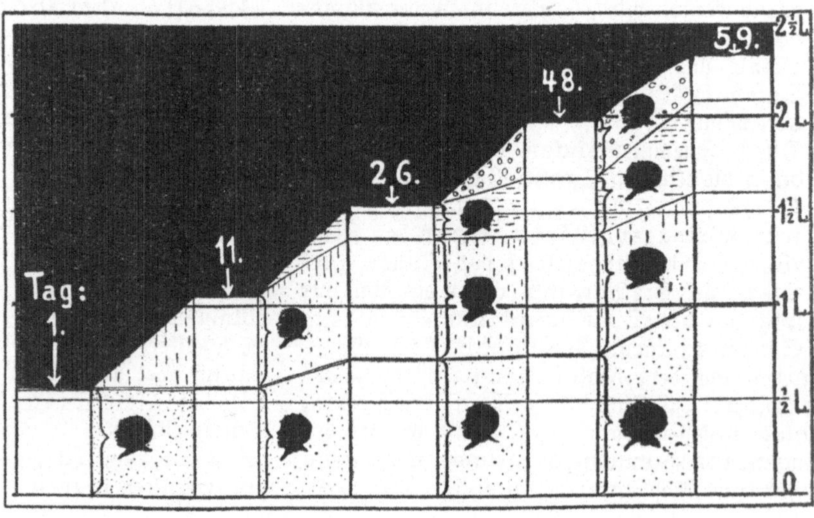

Die Milchbildung in der Brust gleicht einem Fabrikbetriebe: Geringe Nachfrage führt zur Einstellung der Arbeit.

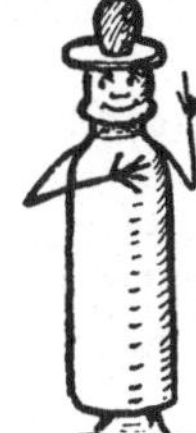 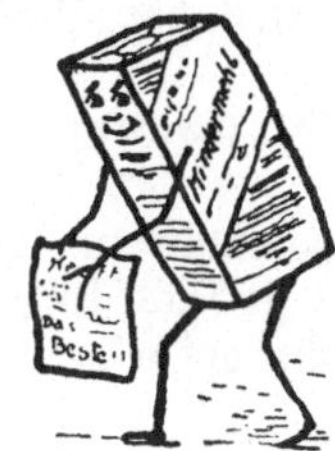

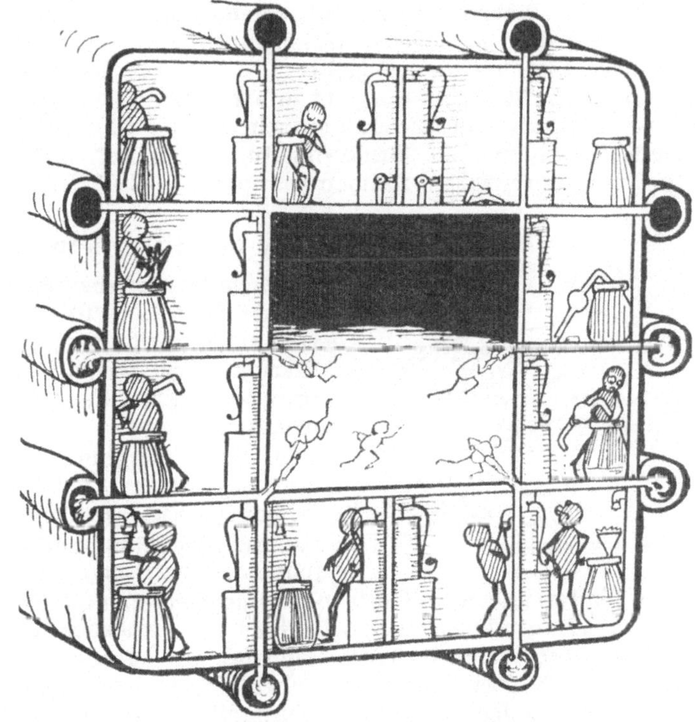

Oh weh, da ist die „Konkurrenz" erschienen
Und drängt sich auf, den Kunden zu bedienen,
Kein Wunder, daß er nichts mehr holen will!
Die Arbeit ruht, und die Fabrik steht still.

Die Milch staut sich in den Milch=
gängen der schlecht entleerten Brust.
Die Zellen stellen die Milchbildung ein.
Weiße Blutkörperchen, die man bei
Stauung in der Milch findet, helfen
wohl bei ihrer Zurückbeförderung in
das Blut.

Je weniger die Brust beansprucht wird, desto weniger liefert sie. Ungenügende Entleerung läßt die beste Brust versiegen!

Beispiel: Die an der Brust getrunkene Menge sinkt, wenn das Kind seltener angelegt wird und mehr andere Kost erhält. Dargestellt ist:

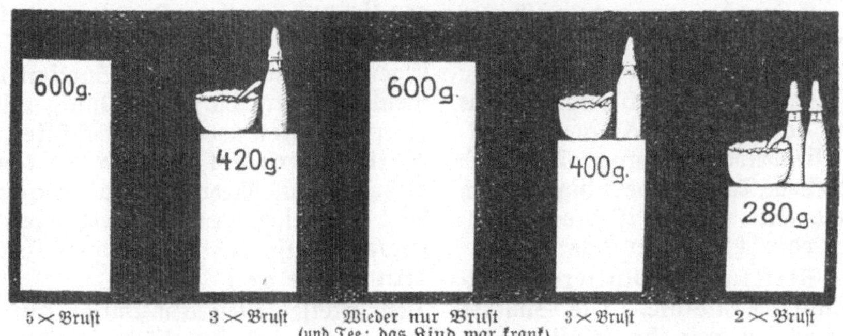

Brustpflege und Lebensweise der Stillenden.

Vorbereitung der Brust während der Schwangerschaft:

Das Ziel ist: Abhärtung der Haut, Steigerung der Blutzufuhr zur besseren Ernährung des wachsenden Organes. Das geschieht:

1. durch kaltes Abwaschen morgens und abends,
2. durch Luftbad, vorsichtige Sonnenbestrahlung,
3. durch Betätigung der Brustmuskeln, z. B. geeignete Turnübungen, Armbewegungen, wie sie die Hausfrau bei Plätten oder Kehren ausführt,
4. keine engen oder die Brust hochbindenden Kleidungsstücke. !

Alkohol (Franzbranntwein) entzieht der Haut Fett und macht sie leicht spröde und rissig, deshalb Vorsicht! Nur auf besonderen ärztlichen Rat!

Brustpflege der Stillenden: Sauberkeit!

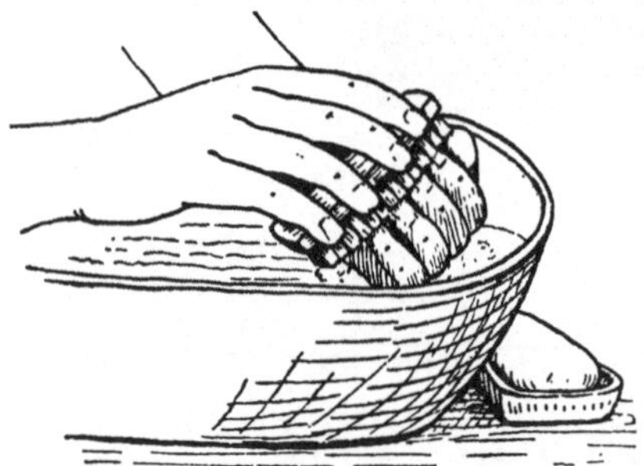

Händewaschen vor jedem Anlegen! Mutter und Pflegerin! Unsauberkeit, vor allem Berührung mit Wochenfluß kann Brustentzündung verursachen!

Die Brust morgens und abends gut waschen. Ob man sie vor und nach jedem Anlegen abwäscht, ist unwichtig; jedenfalls nur mit ganz reinem Wasser und reiner Watte oder Läppchen und sorgfältig wieder trocken tupfen!

Die Brust mit **reinem trockenen** Tuch bedecken (Mull, Leinen), aber keine Watte oder Wolle! Keine undurchlässigen Stoffe, kein Gummi!

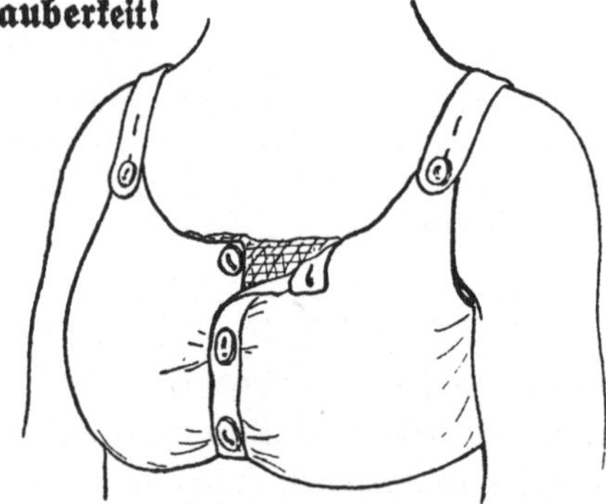

Feuchtigkeit und Luftabschluß erweichen die Haut, schaden also!

Ein Leibchen oder der Brusthalter hält das Tuch und stützt die Brust, darf sie aber weder einengen noch hochbinden, weil dadurch die Milchbildung herabgesetzt wird.

Lebensweise der Stillenden:

Die Stillende soll leben, wie es einer gesunden Frau überhaupt zuträglich ist: Arbeit, doch nicht überanstrengen; ausreichende Nachtruhe ist wichtig. Für viele ist eine kurze Mittagsruhe in flacher Lage — nicht in der Sofaecke hockend — erwünscht. Zuversicht, Freude wirkt anregend auf die Milchbildung; bei manchen genügt z. B. der Anblick des Kindes, um die Milch zum Ablaufen zu bringen! Schreck, Angst und Aufregung kann bei einzelnen Frauen die Milchabsonderung ins Stocken bringen, aber bei regelmäßigem Weiteranlegen kommt sie wieder in Gang. Das Kind kann bis dahin etwas Tee zur Beruhigung nach dem Anlegen bekommen. Niemals ist die Milch dadurch verdorben oder schädlich für das Kind.

Nahrung der Stillenden. Muttermilch entsteht aus dem mütterlichen Blute. Die Stillende darf also alles genießen, was ihr selbst gut bekommt und so viel als ihr am zuträglichsten ist.

Mit Appetit genossene Speisen werden im allgemeinen besser „verdaut", d. h. aufgelöst und ins Blut aufgenommen als widerwillig genossene, bei denen „der Bissen trocken im Halse stecken bleibt" (weil die Speicheldrüsen ungenügend Verdauungssäfte absondern!) und „wie ein Stein im Magen liegen" (weil auch die Magendrüsen ungenügend arbeiten).

Eigentlich „milchgebende" Speisen oder Medikamente kennen wir nicht. Günstig wirkt nach dem eben Gesagten am wahrscheinlichsten das, was der Mutter überhaupt nützt, und das kann, besonders in bezug auf Medizinen und Präparate, nur der Arzt im einzelnen Fall beurteilen! Man verschwende also nicht sein Geld an Präparate, sondern frage den Arzt!

Dem meist gesteigerten Durst kann durch Milch, aber auch durch Fruchtsäfte, Wasser oder dgl. genügt werden, um die Eßlust nicht zu verderben.

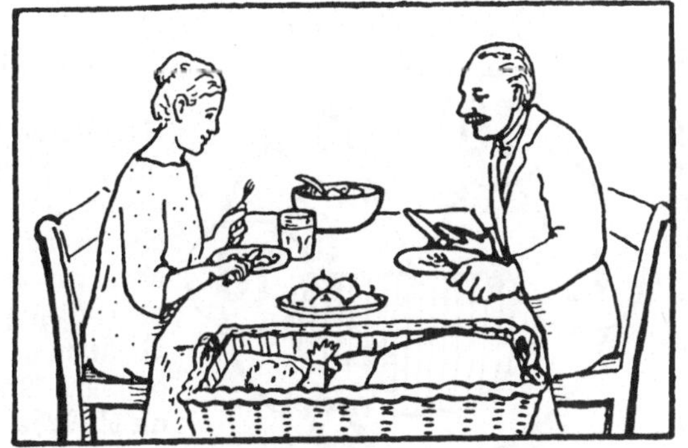

Wie es sein soll:

Verschiedene unerfreuliche Folgen von unmäßigem oder aufgezwungenem Getränk oder Essen.

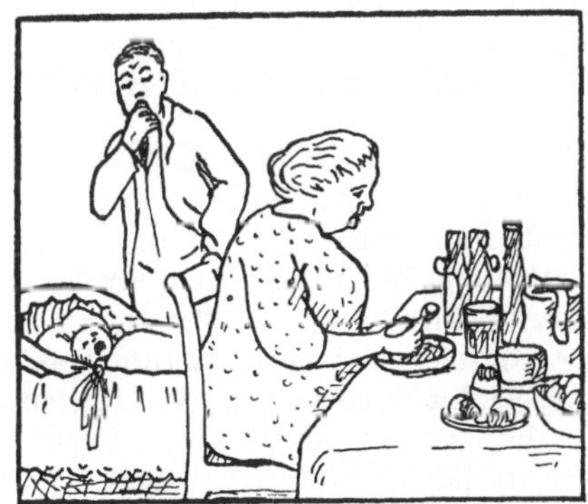

Ach, es wurde nur Gewicht!
Mann und Kind erfreut es nicht,

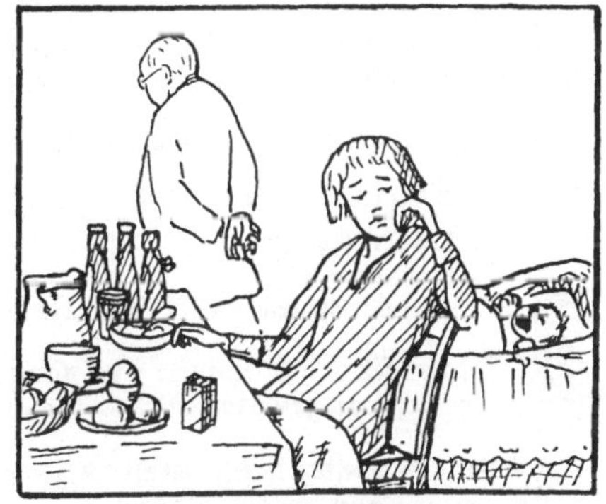

Alles widersteht ihr schließlich,
Mann und Kind sind auch verdrießlich,

Denn die Milch wird doch nicht mehr — Und die Mutter leidet sehr.

Durch das Aufstehen nach dem Wochenbett wird die Milchmenge meistens nicht vermindert, und wenn, dann nur vorübergehend. Hingegen gewöhnt sich die Brust an die Füllung und empfindet sie weniger, auch wenn die Milchmenge gleich bleibt oder steigt. Also keine unnötige Sorge! Die Regel bleibt bei vielen Frauen während des Stillens aus. Ihr Eintreten schadet weder Kind noch Mutter.

Neue Schwangerschaft lasse man erst bestimmt von Arzt oder Hebamme feststellen! Erst dann wird langsam in 3—4 Wochen abgestillt. Plötzliches Absetzen ist weder für das Kind noch für die Brust gut!

Rückenschmerzen hängen oft nicht mit dem Stillen zusammen. Jedenfalls sorge man für bequeme Lage beim Anlegen, dehne es nicht über 10 allerhöchstens 20 Minuten aus und stille nicht zu oft. Mittagsruhe und ausreichende Nachtruhe sind wichtig! Nötigenfalls zum Arzt.

„Einschießen der Milch", d. h. pralle Spannung der Brust, belästigt viele Mütter am 3.—5. Tage. Behandlung: Brust leicht hochbinden, aber nur vorübergehend, weil es die Milchbildung herabsetzt. Haut einfetten! Falls die Brust so straff ist, daß das Kind nicht ansaugen kann, entleere man zuerst ein wenig (Milchpumpe) oder nehme — aber nur für den Anfang der Mahlzeit, — ein Brusthütchen (Seite 49).

Ablaufen der Milch verliert sich meistens nach einiger Zeit. Beim Anlegen an der anderen Seite abtropfende Milch kann in einem Glase aufgefangen und bei Bedarf nachgefüttert werden. Bei Brüsten, die nicht nur den Überfluß ablaufen lassen, sondern die Milch überhaupt schlecht halten (Laufmilch), sich aber schnell wieder füllen, gibt man besser jedesmal beide Seiten und läßt das Kind zuerst an jeder Seite etwas abtrinken, damit man nicht dauernd das Glas unter die zweite Seite halten muß.

Das Anlegen.

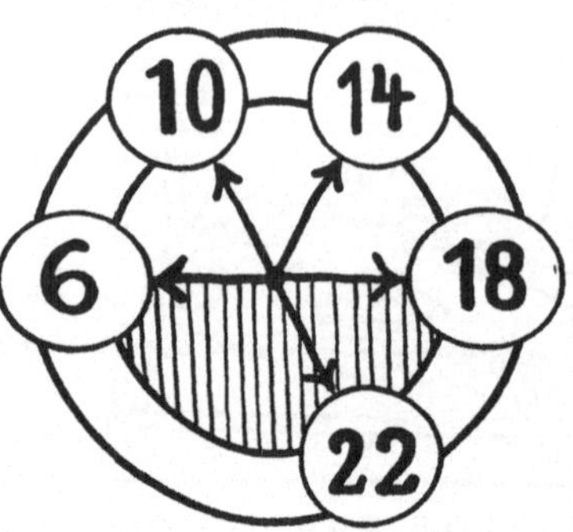

Wann zuerst? — Wie oft?

Wenn das Neugeborene durch kräftiges Schreien zeigt, daß es Hunger hat, meistens 12—24 Stunden nach der Geburt. Dann am besten nur so viel bzw. wenig Mahlzeiten, als das Kind selbst fordert, mit der Einschränkung, daß mindestens 3—4 Stunden Zwischenzeit und eine 7—8 stündige Nachtpause eingehalten werden. Viele Kinder fordern in den ersten Lebenstagen nur 3—4 Mahlzeiten und stellen sich dann von selbst auf 5 Mahlzeiten ein. Mehr als 6 Mahlzeiten kommen nur auf ärztliche Verordnung in Frage.

Trinkmenge und Beschaffenheit der Milch zu Beginn und Schluß einer Brustmahlzeit.

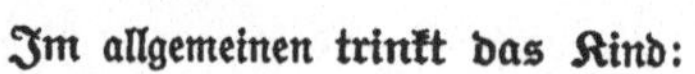

Im allgemeinen trinkt das Kind:

In den letzten 5 Minuten: nur noch wenige ccm, und zwar fettreiche „Sahne".

In den zweiten 5 Minuten: $\frac{1}{2}$—$\frac{1}{3}$ der ersten Menge.

In den ersten 5 Minuten: die Hauptmenge, und zwar fettarme, zuckerreiche Milch.

Dauer der Mahlzeit:

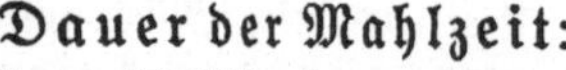

10 bis höchstens 20 Minuten genügen. Längeres Anlegen ist:

1. nutzlos; das Kind trinkt doch nicht mehr, nur langsamer; es gewöhnt sich daran, an der Brust zu spielen („nuckeln"), oder gar zu schlafen;
2. schädlich fürs Kind: es verliert die Zwischenzeit zum Schlafen und Verdauen (vgl. S. 13);
3. schädlich für die Mutter: unnötige Anstrengung (Rückenschmerzen) und Zeitverlust; die Brust wird leicht wund „genuckelt", besonders in der ersten Zeit.

Vorteile dieser Art:

Die Kinder sind zur Mahlzeit stets munter, saugen kräftig und sind im übrigen durchweg zufriedener als die von Anfang an zu fünf oder gar sechs Mahlzeiten aus dem Schlaf geweckten Kinder. Vielleicht gewöhnen sich auch Magen und Darm lieber allmählich an die Arbeit. — Die Wöchnerinnen haben mehr Ruhe, weniger Aufregung über nicht saugende Kinder, die Brust wird seltener wund, macht weniger Beschwerden beim „Einschießen" der Milch, kommt also ruhiger, aber ebenso sicher in Gang.

Eine Seite oder beide Seiten?

In der Regel nur eine Seite zur Mahlzeit, damit sie völlig entleert wird; zuletzt kommt grade die fettreichste Milch. Nur in besonders dafür geeigneten Fällen bessert das Anlegen an beide Seiten den Erfolg, z. B. wenn nur noch 2—3mal am Tage angelegt wird, oder bei 5 Mahlzeiten zur letzten, oder bei Brüsten, die nicht genügend auf einmal liefern, sich aber schnell wieder füllen. Dann bekommt das Kind jede Seite, aber nur 10 Minuten; noch besser bewährt sich oft, jede Seite zuerst nur 5 Min. zu geben und dann nochmals je 5 Min., denn während das Kind an einer Seite trinkt, pflegt sich die andere wieder zu füllen. Zwillingsmütter und Ammen, die mehrere Kinder stillen, benutzen auch jedesmal beide Seiten.

Nach der Mahlzeit sofort ruhig ins Bett! Kinder, die danach trocken gelegt oder abgehalten werden, behandele man vorsichtig, damit sie nicht spucken; insbesondere ist Aufsetzen zu vermeiden, solange das Kind dabei zusammensinkt (S. 13). Aufstoßen lassen, kann bei „Luftschluckern" erwünscht sein, aber jedem Kinde das „Rülpsen" anerziehen ist weder schön noch nötig! Vielmehr ist Luftschlucken zu verhüten: nicht „nuckeln" lassen! [S. 16]. Zu hastiges Trinken wird verhindert, indem man mit der Hand das Köpfchen hält und durch einen unter das Kinn gelegten Finger die Saugbewegung nach Bedarf hemmt. Wird dem Kinde die Brust entzogen, so erreicht man meistens, daß es noch gieriger trinkt.

Anlegen im Liegen ist nur bei ungeschickter Ausführung unbequem. Mancher Mutter ist es im Gegenteil stets ein willkommenes Viertelstündchen zum Ausruhen. Die Mutter liegt auf dem Rücken oder etwas zur Seite gedreht; ein Kopfpolster macht ihr die Beobachtung des Kindes bequem.

Das Kind liegt auf einem kleinen Kissen, und zwar möglichst dicht neben ihr, auf der Seite, damit es den Kopf nicht drehen muß und so tief nach unten, daß es den Kopf ein wenig rückwärts beugen kann, wie Erwachsene beim Trinken. So kann es frei durch die Nase atmen und die Brust braucht nicht mit dem Finger zurückgedrängt werden, wobei sie leicht teilweise aus des Kindes Mund gezogen wird, so daß es „spitz" nur an der Warze saugt.

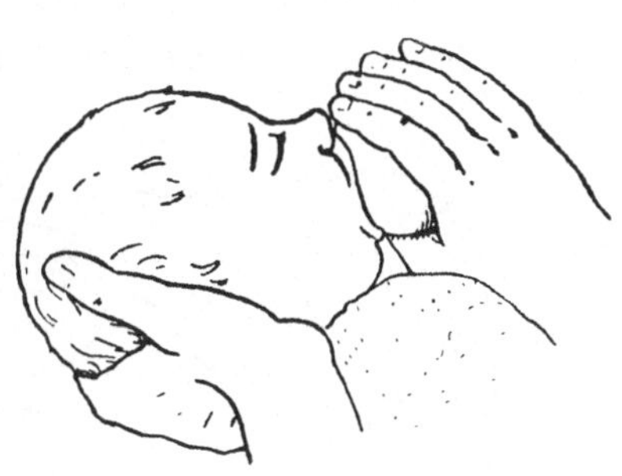

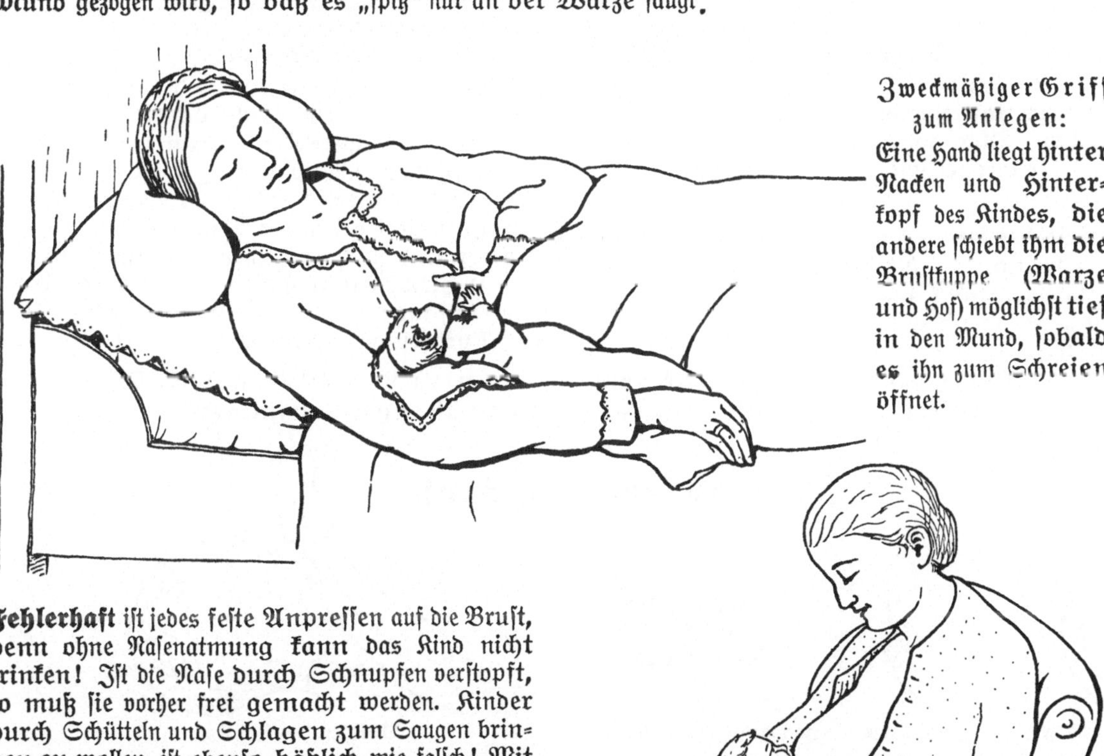

Zweckmäßiger Griff zum Anlegen: Eine Hand liegt hinter Nacken und Hinterkopf des Kindes, die andere schiebt ihm die Brustkuppe (Warze und Hof) möglichst tief in den Mund, sobald es ihn zum Schreien öffnet.

Fehlerhaft ist jedes feste Anpressen auf die Brust, denn ohne Nasenatmung kann das Kind nicht trinken! Ist die Nase durch Schnupfen verstopft, so muß sie vorher frei gemacht werden. Kinder durch Schütteln und Schlagen zum Saugen bringen zu wollen, ist ebenso häßlich wie falsch! Mit Geduld und Ruhe erreicht man mehr und macht die Kinder nicht „brustscheu". Niemals darf die Brust bezuckert oder eingespeichelt werden, um sie dem Kinde „schmackhaft" zu machen.

Anlegen im Sitzen. Auch hier: bequeme Stellung für Mutter und Kind. Stütze im Rücken, möglichst auch für den Arm; so hoher Fußschemel oder niedriger Stuhl, daß ein nach vorn gebückt sitzen vermieden wird. Das Kind liegt am besten auf einem Kissen.

Künstliche Entleerung der Brust, wenn das Kind nicht angelegt werden kann.

Für Frühgeborene oder kranke Kinder ist Muttermilch oft direkt lebensrettend! (Vgl. S. 52.)

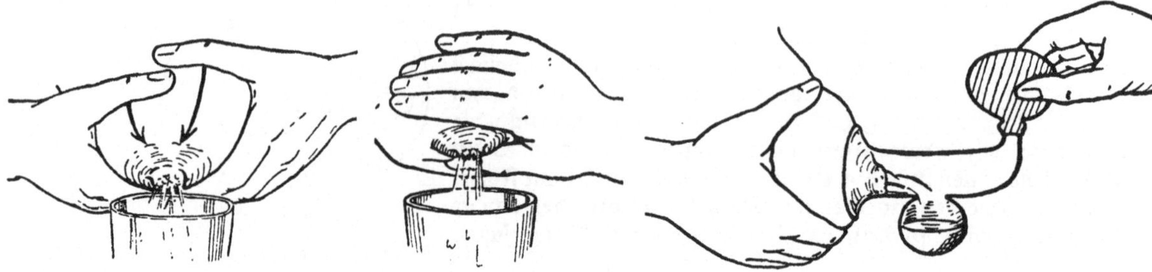

Ausstreichen.

Saugpumpe.

Die Brust wird umfaßt und mit den der ganzen Länge nach aufliegenden Daumen zur Warze hin gestrichen. Dies wird so lange und von allen Seiten her wiederholt, bis alle Milch entleert ist.

Melken.

Zuerst übt der kleine Finger einen Druck aus, dann der 4., dann der 3., bis Zeigefinger und Daumen die Sammelbecken unter dem Warzenhof auspressen. Auch diese Bewegung wiederholt sich rhythmisch.

Die Brust wird straff gehalten und die ausgekochte Pumpe aufgesetzt und rhythmisch abwechselnd angesaugt und losgelassen. Ununterbrochenes Saugen fördert nicht viel zutage. Die Saugpumpe allein entleert die Milch selten gründlich! Die Hand leistet bei einiger Übung meist bedeutend mehr und muß auch neben der Saugpumpe mit oben beschriebenen Griffen nachhelfen. Die Pumpe ansaugen und gleichzeitig ausstreichen ist vielen Müttern das bequemste.

Man beachte die geringen Trinkmengen normaler Neugeborener S. 50, und lasse sich nicht durch anfänglich geringe Mengen entmutigen!

Formfehler der Brust.

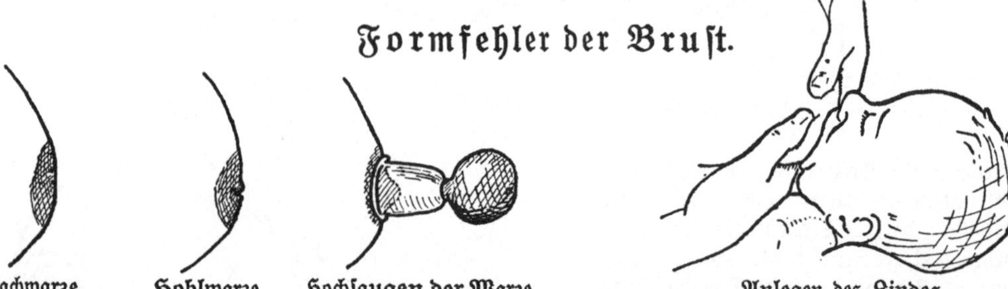

Flachwarze.   Hohlwarze.   Hochsaugen der Warze.

Anlegen des Kindes.

Schlecht entwickelte Warzen sind kein Grund, das Stillen aufzugeben, im Gegenteil, eben durch das Stillen werden sie oft normal.

Behandlung: Während der Schwangerschaft: vorsichtiges Hochziehen, Vorstülpen durch Aufdrücken von Schnapsgläschen oder dgl. auf den Warzenhof oder Hochsaugen mit Saugpumpe, Stauglocke, evtl. auch sauberer Tonpfeife. Mit Saugen Vorsicht in der letzten Zeit vor der Entbindung, damit nicht vorzeitig die Milchbildung angeregt wird.

Beim Anlegen wird dem Kinde die Warze auf breiter Hautfalte quer in den Mund geschoben, oder die Kuppe der Brust, wie auf S. 47 abgebildet. Meistens saugt es die Warze bald hoch. Bei zu straffer Brust wird die Warze erst hochgesaugt (Milchpumpe usw.), evtl. auch etwas Milch entleert oder für den Anfang der Mahlzeit ein Brusthütchen benutzt. [Vorsicht! S. 49.] — Im Notfall: Künstliche Entleerung. Geschickte Frauen können auch dadurch die Brust vollkommen in Gang bringen und dauernd erhalten!

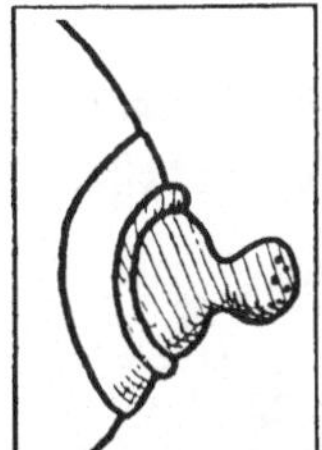

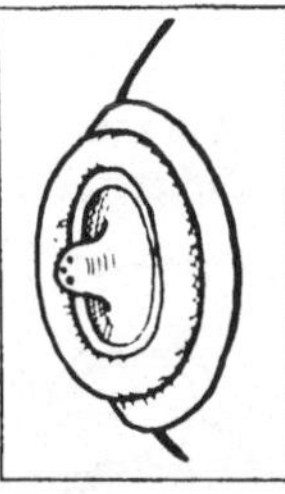

Brusthütchen aller Art

erschweren das Saugen, führen oft zu ungenügender Entleerung und zum Versiegen der Brust!

Außerdem gewöhnen sie das Kind leicht an falsches, spitzes Zufassen.

Deshalb sind sie { **nur im Notfall anzuwenden!**
{ **möglichst schnell wegzulassen!**

Die Trinkmenge ist zu beobachten, dem Versiegen der Brust durch
künstliche Entleerung vorzubeugen.

Erkrankungen der Brust.

Wunde Warzen sind schmerz-
haft und unangenehm, deshalb
vor allem: Vorbeugen!

1. Das Kind darf nicht „spitz"
   zufassen!!! [S. 41.]
2. Es darf nicht „nuckeln" (wie
   am Schnuller!) oder an der
   Brust schlafen.
3. Es soll weder zu lange noch
   zu häufige Mahlzeiten bekommen, besonders nicht in
   der ersten Woche!!
4. Brustpflege: sauber, trocken!
   [S. 44.]

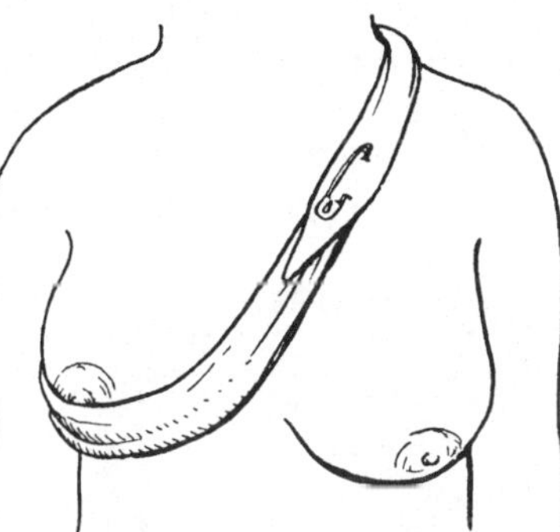

Hochbinden der Brust setzt die
Milchbildung herab.

Muttermilch entbehren muß.
(Vgl. S. 11. Schutztuch vor
Mund und Nase.) In jedem
einzelnen Fall kann und darf
nur der Arzt entscheiden!

Unterbrechung des Stillens
durch irgendwelche zwingenden Gründe, z. B. Reise der Mutter zu
schwerkranken Angehörigen, schwere
Erkrankung des Kindes, die ihm
das Saugen unmöglich macht:

Die Mutter verhüte durch regelmäßige künstliche Entleerung
der Brüste das Versiegen der
Milch und lege nachher regel-

Wunde Warzen sind sauber und trocken zu halten!
Vorsichtiges Luftsonnenbad, pudern mit Derma-
tol oder Anwendung sonstiger ärztlich zu verord-
nender Mittel. Nötigenfalls kann vorübergehend
Brusthütchen oder künstliche Entleerung der Brust
angewendet werden. Dabei Vorsicht, daß die Milch
nicht versiegt. Falls nicht bald geheilt: zum Arzt!
Brustentzündung entsteht durch eingedrungene
Krankheitskeime, deshalb:

vorbeugen durch Sauberkeit!
Verhütung wunder Warzen!
Anzeichen sind: Schmerzhafte rote Stellen, Fieber.
Behandlung: Unbedingt sofort durch den
Arzt!! Bis zu dessen Ankunft: Brust hochbinden,
Eisbeutel auflegen oder kalten Umschlag (mit
essigsaurer Tonerde), der die Warze freilassen muß.
Anlegen des Kindes erleichtert die Spannung, ver-
hütet Milchstauung und begünstigt so die Heilung.
Nur in Ausnahmefällen muß der Arzt das An-
legen vorübergehend oder dauernd verbieten.

Krankheit der Mutter.
Meistens darf weiter gestillt werden; sogar bei
ansteckenden Krankheiten ist das Kind oft mehr
in Gefahr, wenn es plötzlich den Schutz der

mäßig wieder an. Sogar eine fast versiegte Brust
kann wieder in Gang kommen, zuweilen noch
nach Wochen.

1. Beispiel: Junge Mutter mit 3 Wochen altem Kinde,
das seit 8 Tagen nur noch Flasche bekam, kommt zur
Fürsorge. Es gelingt die Brusternährung wieder anzu-
fangen und die Flasche ganz wegzulassen. Nach $3\frac{1}{2}$ Monaten tritt die Mutter als Amme in die Säuglingsklinik ein. Den Erfolg zeigt die Tabelle auf S. 42.

2. Beispiel (eigene Beobachtung):

Trinkmenge des Kindes.

Mutter verreist, $3\frac{1}{2}$ Tage,
hatte die Brust nicht künstlich geleert!

Wieviel trinkt das Kind an der Brust?

Trinkmengen feststellen soll nur, wer sie beurteilen kann! Nur dann gibt es Ruhe und Sicherheit! Unkundige, die sich über jede unvermeidliche Schwankung aufregen, lassen es besser. Abschätzen der Trinkmenge ist selbst erfahrenen Müttern unmöglich!

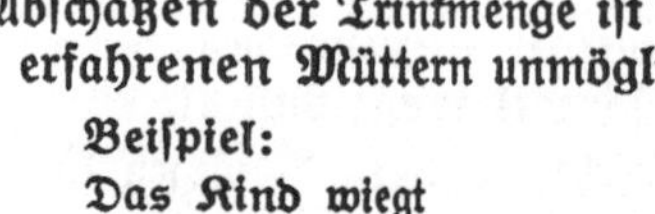

Beispiel:

Das Kind wiegt

nach dem Anlegen: 3970 g
vor   „   „   3850 g
Trinkmenge: 120 g
1 g = 1 ccm Milch.
1000 g = 1 Liter Milch.

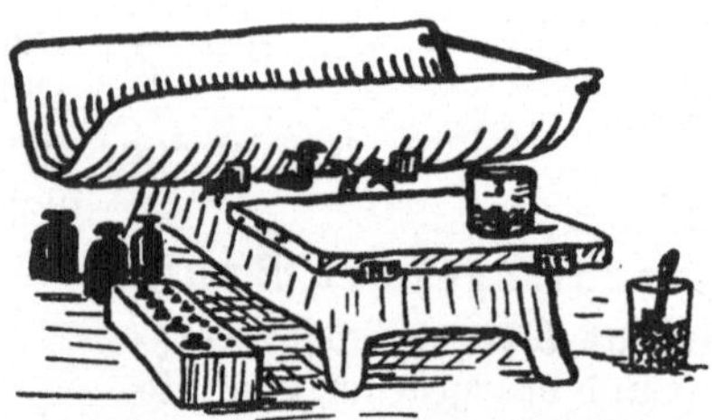

Tafelwaage als Säuglingswaage.

Kinderwaage.

Feststellung der Trinkmenge geschieht durch genaue Wägung des bekleideten Kindes vor und nach dem Anlegen; an Kleidung usw. darf inzwischen nichts verändert sein. — Nur zuverlässige Waagen, die auf 10 g genau anzeigen, sind brauchbar.

Trinkmengen zur einzelnen Mahlzeit.

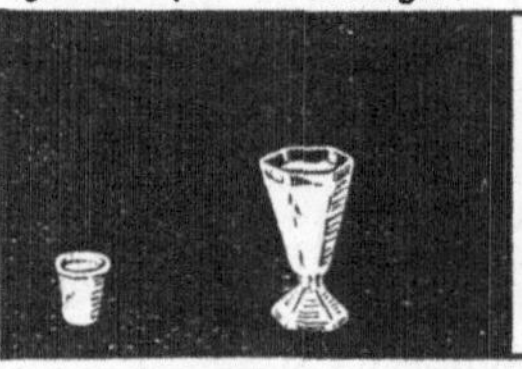

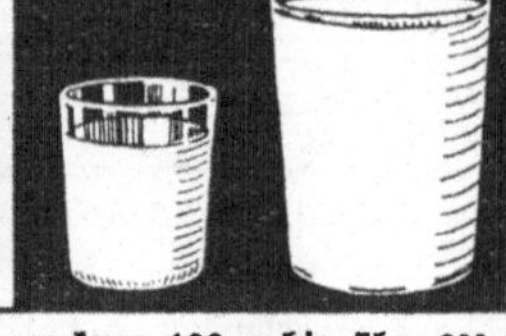

An Stelle einer der Platten ist eine muldenförmig gebundene Pappe auf das Gestell der Waage gebunden. 2 Gefäße mit Schrot (Bohnen oder dgl.) dienen zum Ausgleich des Gewichtes vorm Anlegen, damit der Gewichtssatz zur Feststellung der Trinkmenge nach dem Anlegen freibleibt.

Die einzelnen Mahlzeiten sind meistens von sehr ungleicher Größe.

(Beispiel: Eig. Beobachtung.) 3 Woch. altes Kind trank:

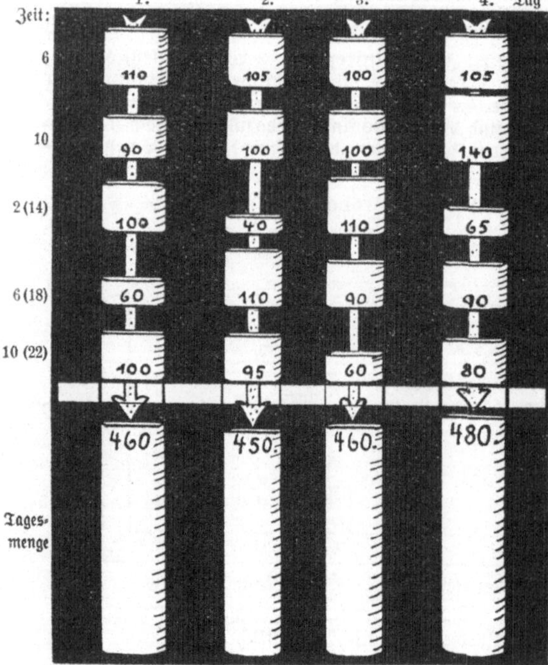

Die Tagestrinkmenge

kann nie nach einer einzelnen gewogenen Mahlzeit berechnet werden, sondern nur nach der Summe aller Mahlzeiten eines Tages, besser noch mehrerer aufeinander folgender Tage.

Sie beträgt im Mittel nach 2—3 Lebenswochen etwas unter ½ l.

Tagestrinkmenge nach 2—3 Monaten:

Es trinken:

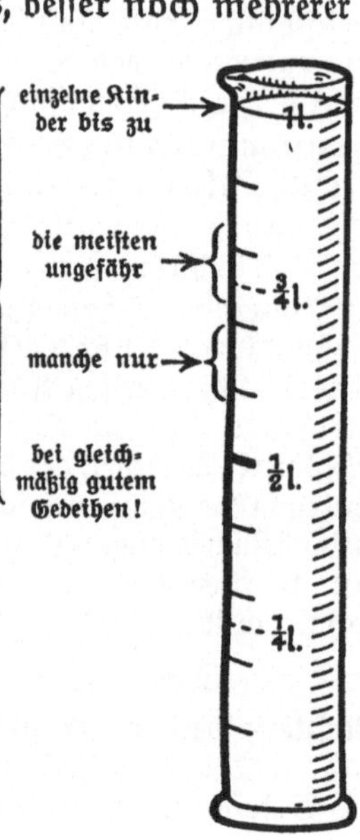

Von da an bleibt sie meistens ungefähr die gleiche während der ganzen Stilldauer.

Berechnung des wahrscheinlichen Bedarfes nach dem Körpergewicht:

1. Vierteljahr: je kg Körpergewicht 140—150 g Muttermilch (= 100 Kalorien) oder: je Tag ungefähr ⅐ des Körpergewichtes. Später sinkt der Bedarf.

Beurteilung des Erfolges.

Genügende Trinkmenge ist sicher:

1. Wenn das Kind fröhlich und gesund gedeiht; dann braucht man sich weder um Gewicht noch Trinkmenge zu kümmern.
2. Wenn es regelmäßig zunimmt, wöchentlich 100—200 g [S. 5], oder die gewogene Trinkmenge die durchschnittliche Höhe erreicht. Ist es trotzdem unzufrieden oder gedeiht nicht, so liegen andere Gründe vor. Arzt fragen!

Nicht ohne weiteres beweisend für „zu wenig" sind:

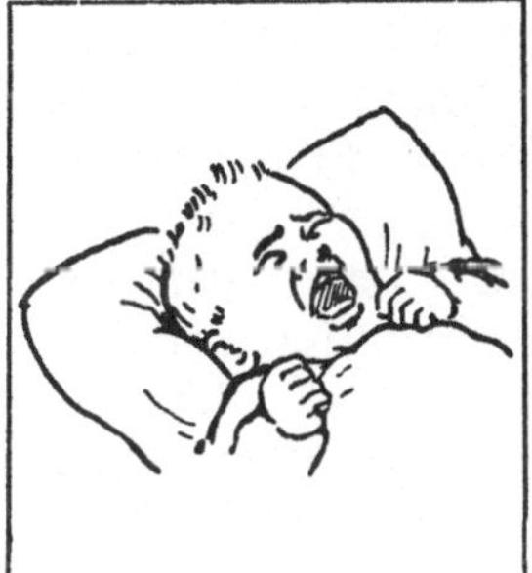

1. Schreien; es hat oft ganz andere Gründe, nicht selten sogar zu reichliche Mahlzeiten. [S. 16.]
2. Lutschen; es ist oft nicht Folge, sondern im Gegenteil Ursache für ungenügendes Trinken!

Beispiel: Ein Brustkind nahm mehrere Wochen nicht zu und lutschte stark am Finger. Jeder glaubte, es habe Hunger und müsse Flasche zubekommen. Der Arzt aber verordnete — Pappmanschetten, und prompt nahm das Kind zu und trank besser.

3. Ausbleiben des Stuhlganges: Es kommt auch bei ausreichender Nahrung vor.

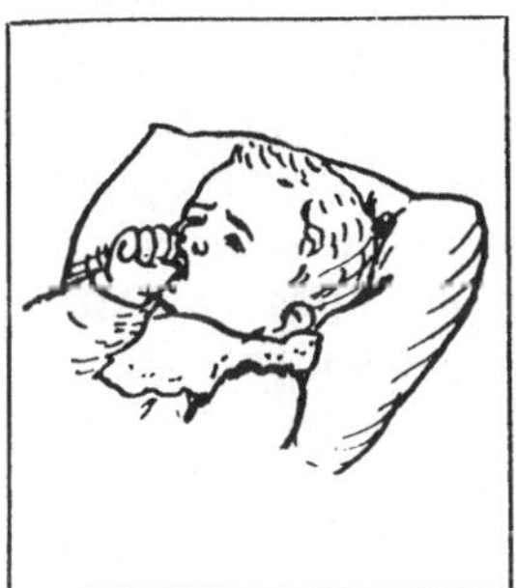

Muttermilch — wenig Abfall.
Vergleich:

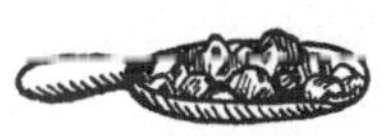 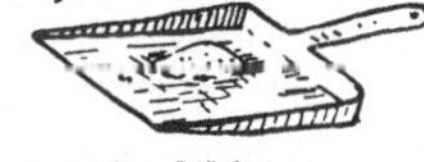

Gute Kohle — wenig Asche.

Flasche — viel Abfall.
Vergleich:

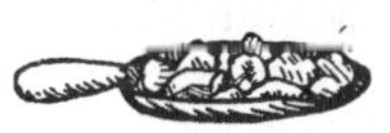 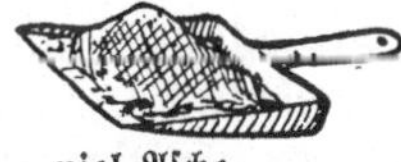

Schlechte Kohle — viel Asche.

4. Gewogene Trinkmengen, die unter der Durchschnittsmenge bleiben; es gibt Kinder, die bei auffallend wenig Nahrung vorzüglich gedeihen. („Gute Futterverwerter.")
5. Gewichtsstillstand oder Abnahme: Sie können durch Zufälligkeiten bei der Wägung (z. B. Entleerungen) vorgetäuscht oder auch durch Krankheit bedingt sein. Der Arzt muß entscheiden. [Vgl. auch S. 5.]

Auf zu wenig deuten:

Abmagerung, längerer Gewichtsstillstand oder Abnahme bei sonst gesundem Kinde.

Was tun wir?

Wir versuchen, die Brust anzuregen durch gesteigerte Inanspruchnahme, z. B. restlose künstliche Entleerung, nachdem das Kind getrunken hat [S. 48], oder schwachen Kindern während der letzten 5 Minuten der Mahlzeit die Milch zustreichen, oder beide Seiten zur Mahlzeit oder 6 Mahlzeiten [S. 46].

Etwa getragene Brusthalter lockerer stellen oder versuchsweise weglassen! Genügend Ruhe für die Mutter [vgl. S. 45, 49]. Etwas Tee, nicht oder schwach gesüßt, nach der Mahlzeit, beruhigt und schützt das Kind, bis die Brust mehr liefert. Bleibt der Erfolg aus, so frage man Arzt oder Fürsorge, ehe man Flasche gibt!

Was tun wir nicht?

Nicht gleich Flasche zugeben! Dadurch mißglückt besonders in den ersten Wochen leicht das Stillen überhaupt.

Vor allem: **Keine Flasche, ohne vorher den Arzt zu fragen!**

Amme.

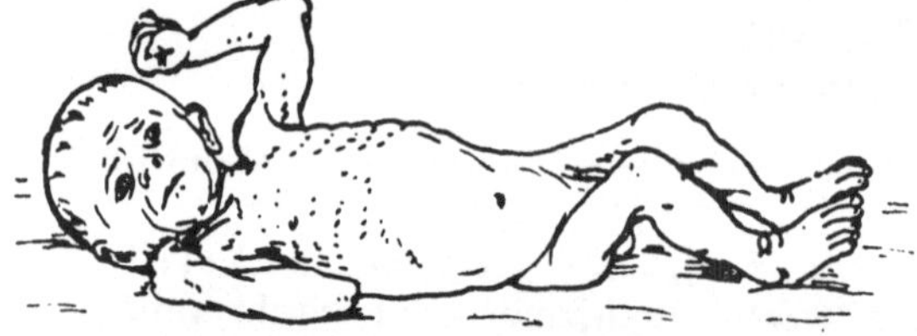

Schwerkrankes Flaschenkind —

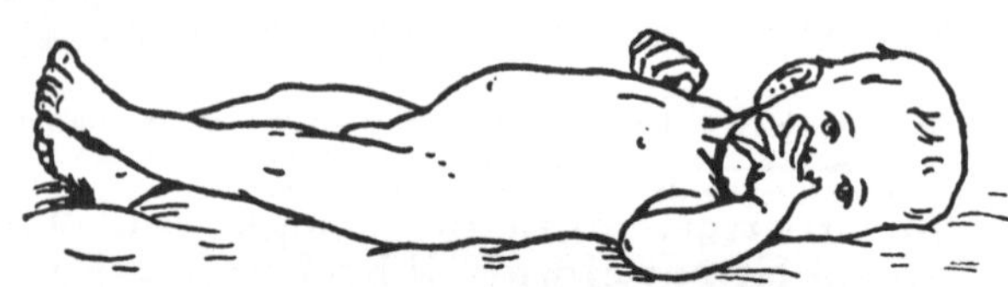

Gerettet durch Ammenmilch.

Muttermilch (Ammenmilch) ist oft die einzige Rettung elender Kinder!

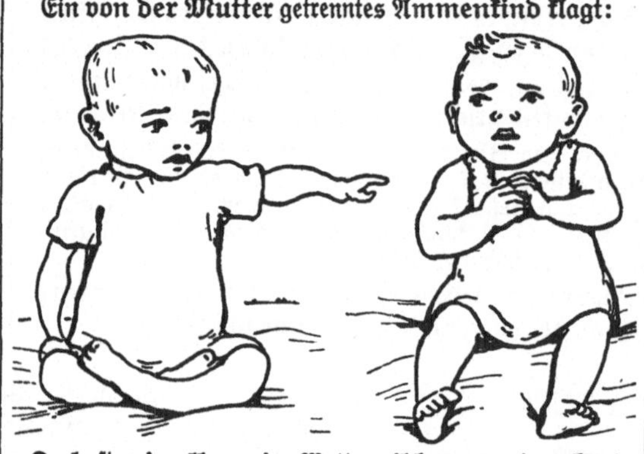

Die Wahl der Amme soll ausnahmslos durch den Arzt erfolgen! Bestimmte übertragbare Krankheiten (vor allem Syphilis und Tuberkulose!) müssen sowohl bei jeder Mutter, die ein fremdes Kind anlegt, als auch bei jedem anzulegenden Kinde ausgeschlossen sein!

Die Lebensweise der Amme soll die jeder Stillenden sein: einfache, gute Kost, ein vernünftiges Maß von Arbeit. Untätigkeit ist nicht gut [vgl. S. 44—49].

Das Ammenkind soll möglichst nicht von der Amme getrennt werden! Erfahrungsgemäß verkümmern die plötzlich abgesetzten und in Pflegestellen untergebrachten Ammenkinder nicht selten.

Die meisten Ammen können gut 2 Kinder nähren! In Anstalten wurden oft Ammen beobachtet, die 2—3 l Milch täglich abgaben (vgl. S. 42). Einzelne brachten es sogar auf 4 l und darüber.

Hat die Amme mehr Milch, als das Stillkind allein trinkt, so besteht die Gefahr, daß ihre Brust durch die ungenügende Entleerung versiegt, besonders bei schwachen, schlecht saugenden Kindern, z. B. Frühgeborenen. Das wird am besten verhütet, wenn das nachtrinkende Ammenkind jedesmal die Brust gründlich entleert. Es kann sogar die noch schwer gehende Brust der Mutter in Gang bringen, so daß sie nach kurzer Zeit ihr eigenes Kind selbst stillen und die Amme wieder entbehren kann. Die Mahlzeit gestaltet sich dann so:

1. Die Mutter des Frühgeborenen legt das Ammenkind an, während die Amme das Frühgeborene versorgt, entweder direkt an der Brust oder indem sie künstlich die nötige Milchmenge entleert.

2. Das Ammenkind trinkt sich an der Ammenbrust völlig satt und die Brust leer, so daß sie zu ausreichender Milchbildung angeregt wird. Später kann die Mutter ihr eigenes Kind anlegen. Ammen, die mehrere Kinder stillen, benutzen zu jeder Mahlzeit meist beide Seiten.

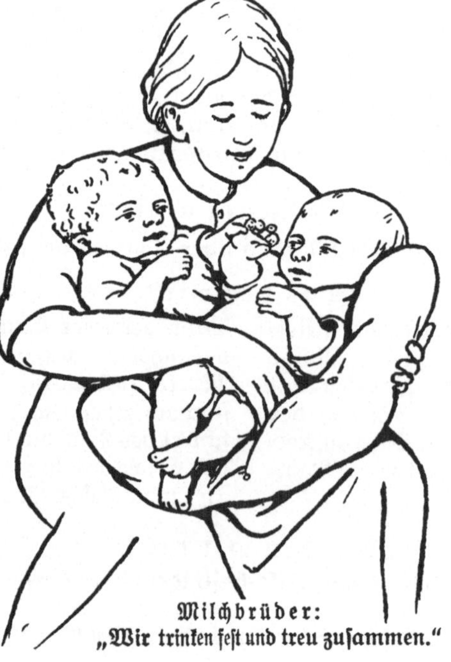

Milchbrüder:
„Wir trinken fest und treu zusammen."

Bruft und Flaſche (Zwiemilch=Ernährung).

Auch teilweiſe Bruſternährung iſt ein wertvoller Schutz für das Kind und erleichtert die Verarbeitung anderer Koſt. Deshalb iſt alles zu vermeiden, was die unzureichende Muttermilchmenge noch weiter herabſetzt:

Nicht mehr als unbedingt notwendig zugeben, damit das Kind zur Bruſtmahlzeit hungrig iſt!

Ein kleines Saugerloch wählen oder mit dem Löffel füttern, damit das Kind das kräftige Saugen nicht verlernt!

Die Zukoſt wenig ſüßen, damit ſie dem Kinde nicht beſſer ſchmeckt als Muttermilch!

Das Kind erhält: entweder zu jeder Mahlzeit zuerſt die Bruſt, hinterher je nach Bedarf die Flaſche; Vorteil: Die Bruſt wird häufiger angeregt.

Oder: eine bezügl. mehrere Mahlzeiten werden durch die Flaſche erſetzt, z. B. wenn die Mutter zur Arbeit geht und nur morgens, mittags und abends anlegen kann.

Übergang zu gemiſchter Koſt.

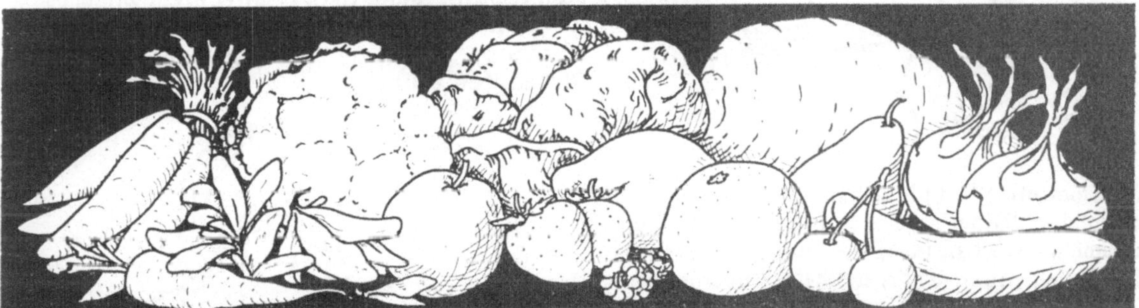

Zeitpunkt: Von 5—6 Monat an, bei Frühgeborenen ſchon früher, fehlen bei ausſchließlicher Milchernährung beſtimmte Stoffe (z. B. Eiſen!), die zu geſunder Entwicklung notwendig ſind und ſich vor allem im Gemüſe finden.

Wahl der Gemüſe: Man beginnt gern mit Wurzeln, Spinat, Mangold, Salat, ferner Steckrübe, Kohlrabi, Spargelköpfchen uſw.

Häufiges Wechſeln der Gemüſeart iſt nicht ratſam, da der Säugling das Verlangen nach Abwechſlung noch nicht kennt, im Gegenteil lieber einmal gewohnte Koſt verzehrt. Von jedem ungewohntem Gemüſe ſollen zuerſt nur kleinere Mengen gegeben werden.

Zubereitung: Das geputzte, gewaſchene Gemüſe wird in möglichſt wenig Waſſer ſehr weich gekocht, dann durch ein Sieb geſtrichen. Zerquetſchen mit der Gabel genügt nicht, ſo lange das Kind noch keine Backzähne zum Beißen hat. Die Gemüſebrühe enthält die wichtigſten Stoffe, iſt alſo ſtets mitzuverwenden. Deshalb iſt es auch ſehr zweckmäßig, Spinat, Wurzeln uſw. roh, vor dem Kochen durch den Wolf zu drehen. Sie kochen ſo auch ſchneller gar, am beſten im Waſſerbade.

Knochenbrühe (Hammel, Kalb) kann zugeſetzt, zu flüſſiger Gemüſebrei mit etwas Mehl oder Grieß gebunden werden. Mit wenig Salz wird abgeſchmeckt. Milch und Butter ſind im allgemeinen nicht nötig, bei der erſten Gemüſegabe für Bruſtkinder ſogar beſſer zu vermeiden, da ſie nachteilig wirken können und den eigentlichen Zweck der Gemüſegabe (Eiſen) u. U. in den Hintergrund drängen. Je ſchlichter das Gemüſe zubereitet iſt, deſto länger pflegt der Säugling es gern zu nehmen.

In den Stuhlentleerungen erſcheinen auch bei guter Ausnützung Farbe oder weich zuſammengeballte unverdauliche Reſte der Gemüſe. Feſte Gemüſebrocken aber zeigen, daß die Zerkleinerung ungenügend war.

Brei von Grieß, Reis (durchs Sieb geſtrichen), Sago, auch Kartoffeln, kann allmählich in kleinen Mengen zugeſetzt werden, doch gibt man beſonders den dicken Kindern beſſer nur Gemüſe (ohne Fett!).

Obſt und Obſtſäfte werden ebenfalls von 4—6 Monat an gegeben, und zwar am beſten roh (geſchabter Apfel, Apfelſinenſaft, zerdrückte Bananen Zitronenſaft uſw.), oder gekocht als Saft oder Brei.

8*

Fütterung. Abstillen.

Fütterung: Das Kind liegt auf dem Schoß oder im Bett; das vorgelegte Tuch hält gleichzeitig die Arme zurück. Man schiebt eine Löffelspitze gut un-

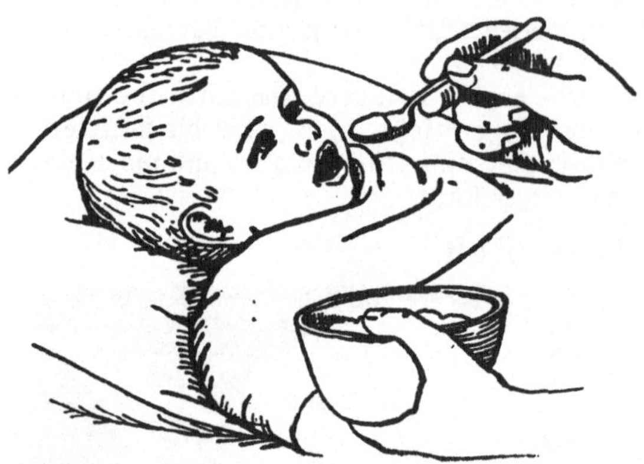

ter den Gaumen — nicht bloß zwischen die Lippen. Anfänglicher Widerstand — oft nur Ungeschick, die ungewohnte Kost zu schlucken — wird mit freundlicher Ruhe, aber Entschiedenheit überwunden. **Niemals darf durch Nasezuhalten, Schelten oder Schlagen das Füttern zum Schrecken für das Kind werden!!** Besser läßt man es eine Stunde oder länger hungern, bis es gutwillig ißt. Schlimmstenfalls muß die Fütterung in Abwesenheit der Mutter versucht werden, von der das Kind nur die Darreichung der Brust gewöhnt ist. Ein Kind, das schon Flasche bekam, kann man im Anfang das Gemüse mit einem Schluck aus der Flasche hinunter spülen lassen.

Zeit: Meistens wird das Gemüse mittags gegeben, doch kann es auch zu anderer Zeit sein. Bekommt z. B. ein Kind Brust und Flasche, so wird selbstverständlich eine Flaschenmahlzeit ersetzt.

Menge: Beim ersten Versuch gibt man nur 1—2 Teelöffel Gemüse, hinterher Brust (Flasche); täglich etwas mehr Gemüse und entsprechend weniger hinterher, bis das Kind sich satt ißt, d. h. etwa einen flachen Suppenteller voll = 200 bis 300 g. Dann bekommt es nichts mehr hinterher.

Zur Übung der Zähne: Zähe, nicht bröckelige Brotrinde ist das beste. Das Kind bekommt sie vor oder nach einer Mahlzeit, nicht den ganzen Tag, damit es nicht erst herumschmiert oder darauf ge-

sessen hat. Zwieback oder Keks krümeln oder kleben leicht unter dem Gaumen.

Zur Abendmahlzeit wird von 8—9 Monat an Fruchtbrei oder Milchbrei mit Fruchtsaft gegeben (Grieß, Maizena, Mondamin, Sago u. dgl.).

Die andern Mahlzeiten werden allmählich auch ersetzt, so daß das Kind gegen Ende des ersten Lebensjahres entwöhnt ist. Mit einer Flasche fängt man nicht erst an, sondern gleich mit Becher oder Tasse. Inhalt: Schleim mit nur einem Eßlöffel Milch, falls das Kind bis dahin noch keine Milch bekam; dann täglich einen Eßlöffel mehr Milch, bis zu ⅔ Milch, ⅓ Schleim. Vollmilch wird, wenn überhaupt, besser erst dann gegeben, wenn das Kind laufen kann.

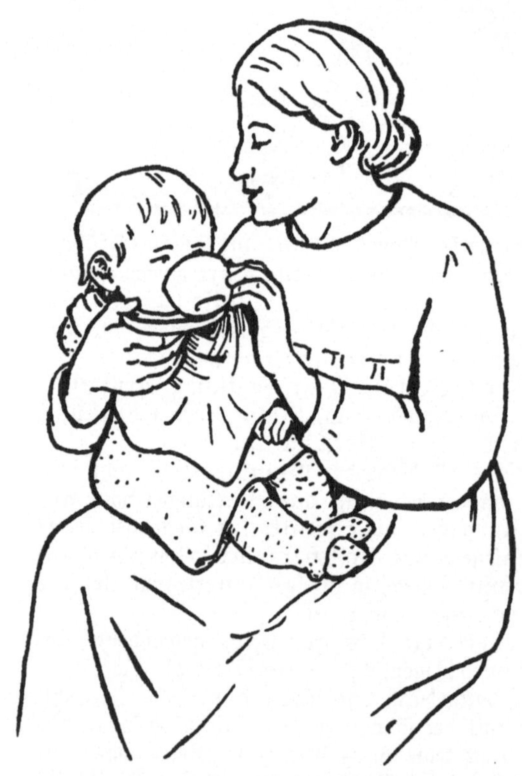

Trinken aus der Tasse: In der unter das Kinn gehaltenen Untertasse wird etwa vorbeilaufende Milch aufgefangen und wieder in die Tasse gegossen.

Speisezettel gegen Ende des ersten Lebensjahres.

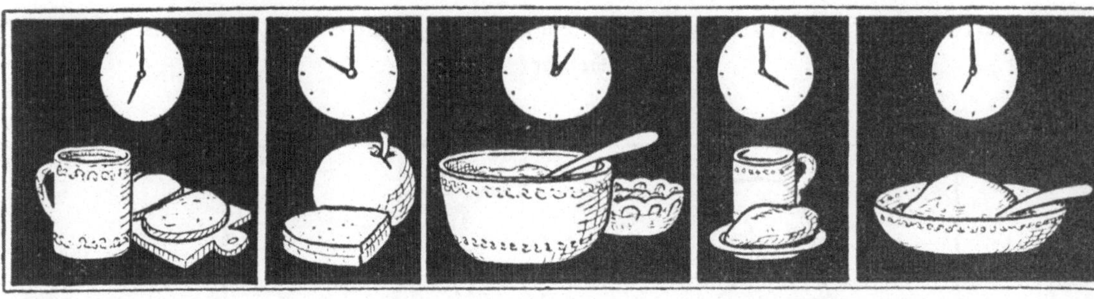

1.	2.	3.	4.	5.
200—250 g Milch oder ²/₃ Milch mit Schleim oder Malzkaffee. Sobald es beißen kann: 1—2 Scheiben Brot mit Obstmus, Honig, weißem Käse usw.	Das Gleiche in kleinerer Menge oder Obst, Kompott, Brot mit Schmalz, geschabtem Speck, Butter usw. (Kann bei früherem Mittagessen wegfallen.)	Gemüse, Brei, Obst, Kompott.	Wie erstes Frühstück; kann aber auch wegfallen, wenn spät zu mittag oder früh zu abend gegessen wird.	Brei mit Obstsaft; oder Obst mit Butterbrot, Käse und dgl.

Milch: Am ganzen Tage höchstens ½—¾ l einschließlich der im Brei verkochten. Zu viel Milch verdirbt leicht den Appetit auf Gemüse und die Lust zu kauen; beides ist für Kleinkinder besonders wichtig.

Eier: Vorsicht! Im ersten Lebensjahr nie ohne ärztliche Anordnung, im zweiten nur gelegentlich als Zusatz von Pudding usw.

Fleisch: Ist im Säuglingsalter und auch darüber hinaus im allgemeinen nicht notwendig. Wer es schon im zweiten Jahre geben will, sorge für feine Zerkleinerung und frage bei nervösen oder zu Ausschlag neigenden Kindern auf jeden Fall erst den Arzt.

Nur gegen Durst, z. B. im heißen Sommer oder bei Fieber, gibt man zwischen den Mahlzeiten keine Nahrung (also keine Milch!), sondern nur Getränk! (dünnen Tee, klares Wasser mit etwas frischem Zitronensaft.)

Bohnenkaffee oder starker Tee sind Kindern schädlich.

Naschwerk: Ist nichts für Säuglinge! Auch ältere Kinder sollten es nicht zwischen den Mahlzeiten erhalten, am wenigsten appetitlose!!

Alkohol (Wein, Bier, Schnaps) ist für Kinder unbedingt verboten, auch die sogenannten „Stärkungsweine"!

Appetitlosigkeit.

1. Zu bedenken ist, daß viele Mütter den tatsächlichen Nahrungsbedarf kleiner Kinder bei weitem überschätzen.

2. Manchmal ist die Kost unzweckmäßig gewählt, z. B. zu viel Milch, Eier usw.

3. Unregelmäßige Mahlzeiten können schuld sein, oder vor allem zwischendurch genossene Kleinigkeiten! (Keks, Bonbons, Schokolade, Butterbrot, Milch.) Nicht selten erhält sie das Kind ohne Wissen der Mutter, vielleicht gar in der Absicht, seinen Ernährungszustand dadurch zu bessern!

4. Appetitlosigkeit entsteht oder verschlimmert sich durch Nötigen zum Essen!! Kinder essen im allgemeinen am besten, wenn sie fürchten nicht genug zu bekommen, z. B. mit andern Kindern zusammen, besonders wenn der Vorrat knapp ist. (Kriegszeit!) Dagegen scheint vor allem den erregbaren Kindern eine Art nervöse Angst den Appetit zu nehmen, wenn sie merken, daß sie mehr essen sollen und fürchten, die gewünschten Mengen nicht bewältigen zu können. Deshalb:

Nie zeigen, daß man Wert darauf legt, ob oder wieviel das Kind ißt! Nicht lange fragen, willst du dies oder jenes? Es erhält die ihm zuträgliche Kost einfach vorgesetzt.

Ordnung bei der Mahlzeit! Das Kind soll bei Tisch sitzen und manierlich essen lernen!

Stets nur kleine Mengen auffüllen und das Kind selbst nachfordern lassen!

Nicht zum Essen zwingen, aber wenn z. B. Gemüse verweigert wird, darf keinesfalls statt dessen Nachtisch oder etwas anderes gegeben werden!

5. Krankheiten, die auch Appetitlosigkeit verursachen können, sind selbstverständlich durch den Arzt zu behandeln.

B. Unnatürliche „künstliche“ oder Flaschenernährung.

Flaschenernährung ist immer ein Wagnis! Je jünger und schwächer das Kind, um so größer die Gefahr!

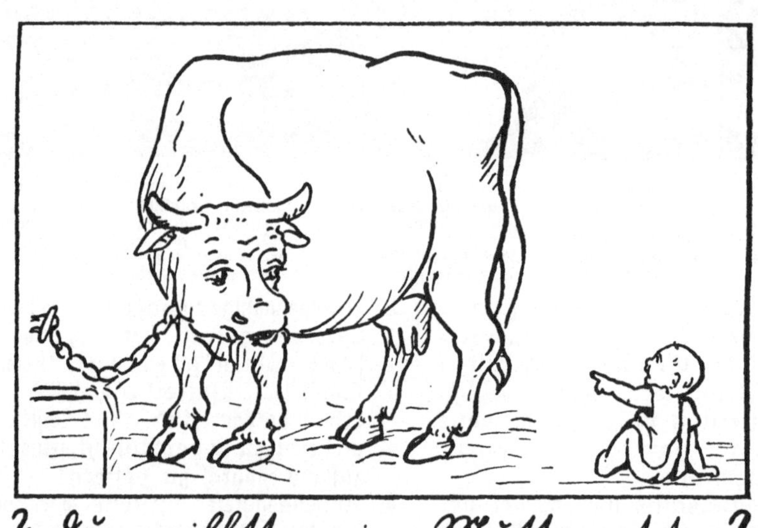

Kuhmilch:	Frauenmilch:
Entspricht dem Bedarf und den Organen eines	Entspricht dem Bedarf und den Organen eines
Ist oft schmutzig. [Kalbes.	Ist stets sauber. [Menschenkindes.
Ist oft verdorben.	Ist stets frisch.
Ist oft mit Krankheitskeimen verseucht.	Ist stets keimfrei.
Ist oft zu warm oder zu kalt.	Ist stets körperwarm.
Ist oft falsch gemischt.	Ist stets richtig gemischt.
Macht Arbeit, Sorgen, kostet Geld und Zeit.	Ist stets zur Mahlzeit fertig, kostet nichts.

Es gibt keinerlei vollwertigen Ersatz für Muttermilch!

Unsere Pflicht ist, das stets bedrohte Flaschenkind wenigstens nach Möglichkeit zu schützen:

1. Durch sachkundige Überwachung (Arzt, Säuglingsfürsorge).
2. Durch genaue gewissenhafte Durchführung aller Vorschriften.
3. Durch peinliche Sauberkeit, Ordnung und Pünktlichkeit.
4. Bei jeder Störung des Gedeihens, der zufriedenen Stimmung oder der Gesundheit: **zum Arzt!**

Je jünger das Flaschenkind, je öfter es schon krank war, desto ernster ist alles zu nehmen!

Vorbeugen ist besser und leichter als heilen!

Mischung und Menge. — Kein Schema paßt für alle Kinder!

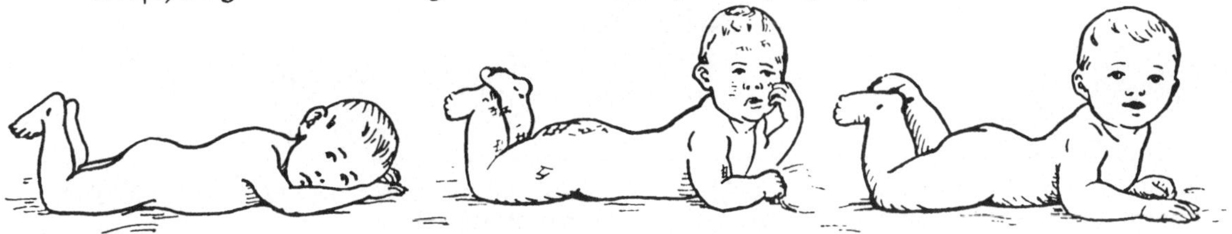

3 Kinder gleichen Alters, 2 davon gleichen Gewichts, die durchaus nicht gleiche Nahrung vertragen!

Wahl der Nahrung: Das Kind muß alle ihm notwendigen Stoffe erhalten [vgl. S. 39], aber jede unnötige Belastung seiner zarten Organe muß vermieden werden! [S. 12—13]. **Weder nur nach dem Alter noch nach dem Gewicht, sondern nach dem gesamten Zustand des Kindes und seiner Organe muß die Nahrung gewählt werden.** Deshalb frage man unbedingt Sachverständige (Arzt, Fürsorge) um Rat! Versuche von Unkundigen bezahlt manches Kind mit Leben und Gesundheit!! [S. 1.]

Von 5—6 Monaten an wird, wie bei Brustkindern, der Übergang auf gemischte Kost durchgeführt. Nur gegen Durst: Keine Nahrung, sondern dünnen Tee, Wasser [vgl. S. 53—55].

Jedenfalls merke man sich:

1. Nie Mischung und Menge steigern, solange das Kind bei der gegebenen gut gedeiht!
2. Tritt auf Nahrungszulage keine Zunahme oder gar Abnahme auf, so ist unbedingt der Arzt zu fragen! Weitere Nahrungszulage kann zu völligem Versagen der Organe führen! Abmagerung zu Haut und Knochen [Abb. S. 1 u. S. 52] entsteht nicht selten durch „zu viel!"
3. Bei Durchfall (oder Krämpfen) sofort Nahrung fortlassen, nur dünnen Tee geben und zum Arzt!
4. Pünktlich 5 Mahlzeiten einhalten! [S. 13.] Flaschenkinder haben Zwischenpausen und Nachtpause doppelt nötig!

Ernährungsschema für Flaschenkinder.

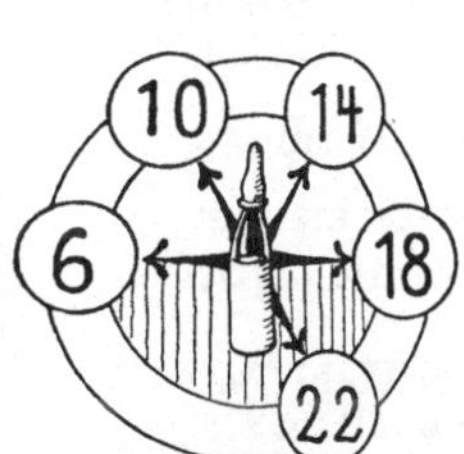

Alle diese Zahlen sind nur Anhaltswerte, die man jedenfalls nicht überschreiten soll!

Ganz grobe Anhaltswerte bietet folgendes Schema:

1.—3. Monat: Mischung nicht über $\frac{1}{2}$ Milch, $\frac{1}{2}$ Schleim oder Wasser, 3—5% Zucker. Menge: langsam steigen von 5 mal 10—50 g (in der ersten Woche) bis 5 mal 150—180 g.

4.—8. Monat: Mischung $\frac{2}{3}$ Milch, $\frac{1}{3}$ Schleim, 3-5% Zucker. — Menge bis zu 5 mal 200 g. — Vom 5.—6. Monat an: Statt der Mittagsflasche allmählich Gemüse. [S. 53.]

9.—12. Monat: Mischung: $\frac{3}{4}$ Milch; Vollmilch besser erst, wenn das Kind läuft. — Menge: 3 mal 200 g. Mittags Gemüse, abends Brei. [S. 55.]

Genauere Anhaltswerte, nach dem Gewicht berechnet:

1—8 Monat alte Säuglinge erhalten je Tag:

$\frac{1}{6}$—$\frac{1}{5}$ ihres Gewichtes an Getränk im ganzen; höchstens aber 1 l.

$\frac{1}{10}$ ihres Gewichtes an Milch, höchstens aber 1 l.

$\frac{1}{100}$ ihres Gewichtes an Kohlehydraten (Zucker, Mehl).

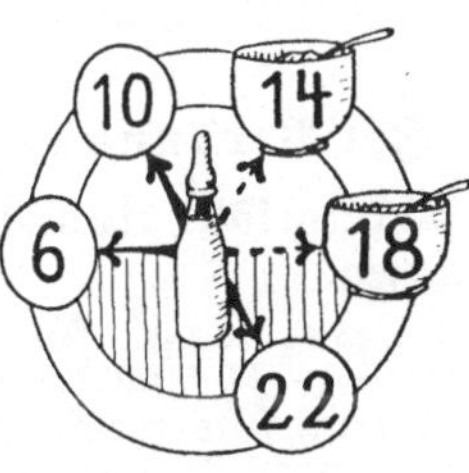

Beispiel: Ich wiege: 4800 g.
Ich erhalte:
4800 : 6—5 = 800—900 g Getränk im ganzen:
  Davon sind Milch:
4800 : 10 = 480 g Milch.
Kohlehydrat (Zucker):
  4800 : 100 = 48 g.

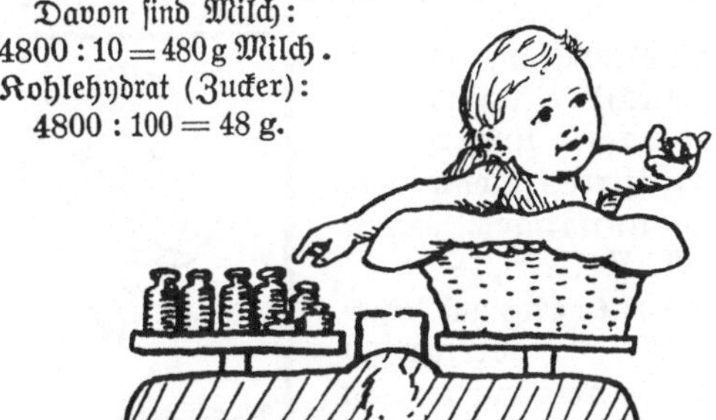

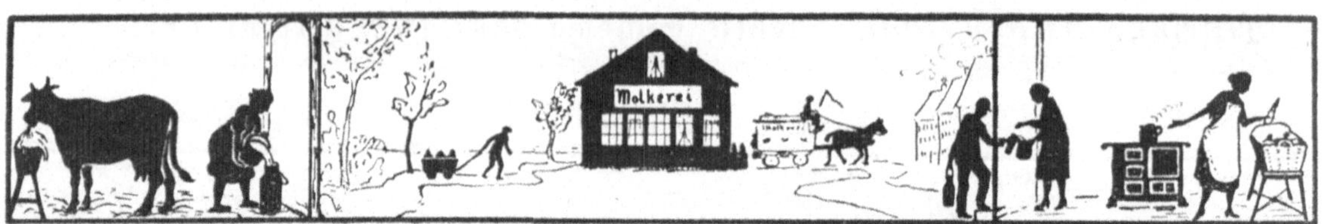

Milch: Von der Kuh bis zum Kinde geht die Milch durch viele Hände! Sie kann leicht verunreinigt oder verdorben sein. Wichtig sind deshalb: Gesundes Vieh! Saubere Gewinnung! Schneller, kühler Transport! Sofort nach Empfang ist Rohmilch zu kochen!

Verwendung von Rohmilch ist zu bedenklich. (Krankheitskeime, z. B. Tuberkulose; Sachverständige schätzen, daß 50% unseres Milchviehbestandes tuberkulös ist!)

Kurzes Kochen, 2—3 Min. höchstens, schützt davor. Langes Kochen oder mehrmaliges Erhitzen ist zu vermeiden, weil es wichtige Bestandteile der Milch schädigt.

Kondensierte Milch, wie jede Konserve, ist allenfalls vorübergehend im Notfall verwendbar. Pasteurisieren macht im Privathaus Schwierigkeiten. Wo man einwandfreie pasteurisierte Milch in Flaschen erhält, ist sie vorzuziehen.

Pasteurisierte Milch nicht noch kochen!

Weglassen darf man die Milch nie längere Zeit ohne Arzt! Um Kuhmilch der Frauenmilch ähnlicher zu machen [S. 39], wird sie verdünnt und Zucker zugesetzt.

Zucker begünstigt die Ausnutzung von Eiweiß und Fett. Bei Zuckermangel sinken Körperwärme und Gewicht. Zu viel Zucker kann Durchfall verursachen (Gärungsprozeß im Darm).

Zuckerarten und ihre Eigenschaften:

Milchzucker	Vergären leicht, regen die Darmtätigkeit an, können daher im kranken Darm Durchfall verursachen	süßt wenig	verhältnismäßig teuer
Gewöhnlicher Zucker		süßt stark	billiger, gut, bewährt
Nährzucker . . . . . (Soxhlet; Dextrin-Maltose)	vergärt schwer, wird deshalb oft bei Darmstörungen verordnet. Der Geschmack darf dann nicht durch leicht vergärenden gewöhnlichen Zucker verbessert werden, sondern nötigenfalls durch Süßstoff.	süßt nicht	im allg. nur auf ärztl. Rat

Zur Verdünnung der Milch benutzt man: Wasser, Schleim, später auch Mehlabkochung.

Schleim läßt die Milch im Magen feinflockiger gerinnen.

Zubereitung: In reichlich $\frac{1}{2}$ l Wasser werden 15 bis 20 g = 1—1$\frac{1}{2}$ Eßlöffel Haferflocken (oder Reis, Grütze, Graupen) sehr weich gekocht oder besser angekocht und in der Kochkiste ausgequollen, dann durch ein Sieb gegeben, etwas Salz zugesetzt und mit abgekochtem Wasser wieder auf $\frac{1}{2}$ l ergänzt.

Mehlabkochung ist erst für den älteren Säugling zu empfehlen, weil Mehl erst dann befriedigend verdaut wird.

Zubereitung: 15 g = 1 voller Eßlöffel Mehl (Hafer-, Weizen-, Mondaminmehl) wird mit etwas kaltem Wasser glatt angerührt, in $\frac{1}{2}$ l kochendes Wasser eingequirlt und gut durchgekocht (10—20 Min.) oder in der Kochkiste ausgequollen.

Kindermehle, Nährpräparate oder gar Heilnahrungen nur auf ärztliche Anordnung anwenden!

Die Werbeschriften, die oft durchaus nicht einwandfreien Gewichtskurven und Anweisungen verführten schon manche Mutter zu unnötigem, vorzeitigem Abstillen, — zum Probieren auf eigene Faust —, oder gar zu gefährlichen verhängnisvollen Heilversuchen!

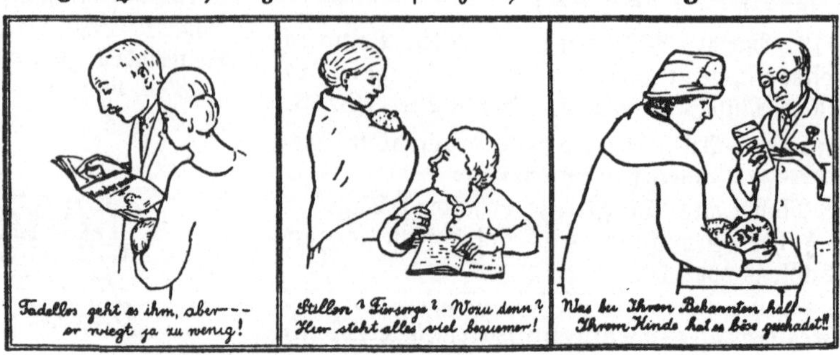

Zubereiten der Mischung. Aufbewahrung.

1. Art: Milch und Schleim einzeln kochen. Zur Mahlzeit werden
sie in der Flasche gemischt und ge-
zuckert. — Im Sommer, wenn leicht
ein oder das andere verdirbt, ist
diese Art vorzuziehen.

2. Art: Die richtige Mischung gleich
für den ganzen Tag fertig abmessen.
Zu jeder Mahlzeit wird umgerührt
und davon in die Flasche abgefüllt.

3. Art (nach Prof. Soxhlet): Die
fertige Mischung wird sogleich auf
5 Flaschen verteilt und im Wasser-
bade gekocht. Verschluß der Flaschen:
Gummiplättchen, die sich beim
Kochen festsaugen, oder Patent-
verschlüsse oder Wattepfropfen.

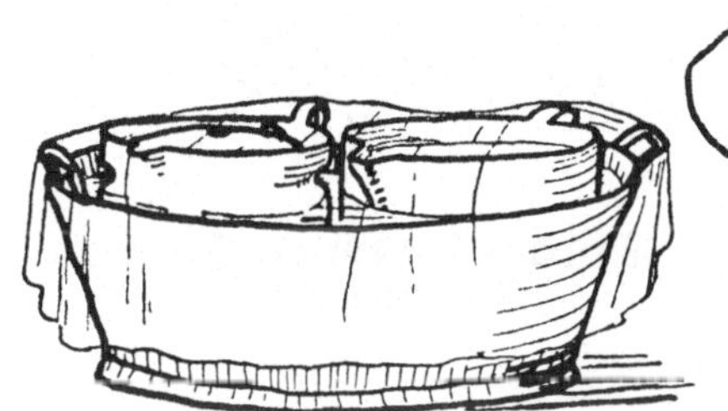
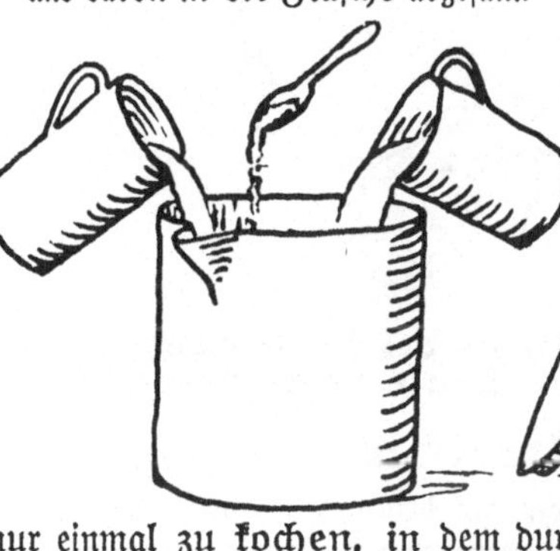
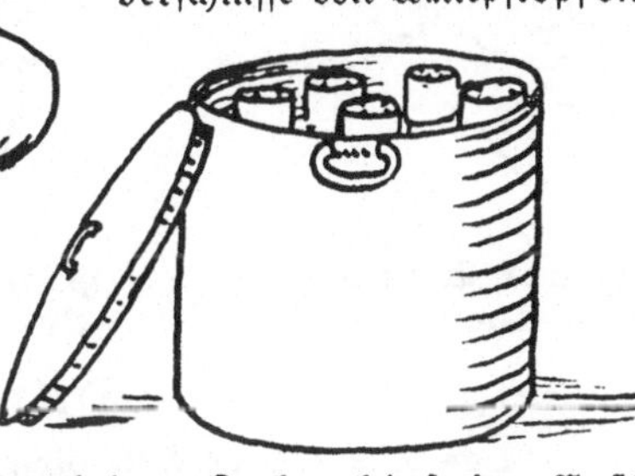

In jedem Falle ist die Milch nur einmal zu kochen, in dem durch das Kochen keimfreien Gefäß
sofort in kaltem Wasser zu kühlen und kühl und sauber aufzuheben! (Eisschrank, Eiskiste, kaltes Wasser.)

Flasche und Sauger.

Die Flasche: Einfache Form! Glatte Innen- und
Außenwandung, damit tadellose Reinigung möglich ist! Jeder außen vorstehende Strich ist innen
eine Rille, wovon man sich leicht mittelst einer Strick-
nadel überzeugen kann. Röhren und Schraubenge-
winde („Patent-Röhrenflaschen"!) sind völlig un-
übersichtlich und grundsätzlich abzulehnen! Leider
sind sie nicht wie z. B. in Frankreich verboten!
Größe: Flaschen, die mehr als 200 g fassen (die
meisten Strichflaschen!), verführen leicht zur Überfütterung.
Maßeinteilung: Nur genaue, außen aufgeätzte
Einteilung nach Gramm; sonst verwende man
Meßbecher oder Meßglas und Flaschen ohne Einteilung. Einteilung nach „Strich" ist ungenau, ein
„Strich" schwankt zwischen 15—20 g.
Sauger: Aus bestem Gummi; der höhere Ein-
kaufspreis lohnt sich durch bessere Haltbarkeit.
Glatte, einfache Form! Keine Einschnürungen,
Plättchen und dergleichen, die nur die Reinigung
erschweren!

Saugerlochen geschieht
mittels feiner glühender
Nadel, mit Kork gehalten;
Lochgröße: je nach Kind
und Nahrung, vgl. S. 60.
Nach dem Lochen wird
der Sauger ausgekocht.

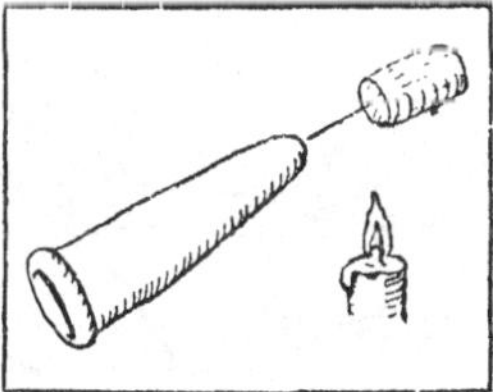

Reinigung von Flasche und Sauger:

1. Sofort nach dem Trinken sauber ausspülen;
   die Flasche mit Wasser gefüllt aufheben.
2. Täglich gründliche Reinigung der Flasche mit
   heißem Sodawasser und Flaschenbürste.
3. Nachspülen in klarem Wasser.
4. Umgekippt trocknen.
5. Sauger mit Salz füllen.
6. Zwischen den Händen gründlich innen und außen
   mit Salz abreiben, dann sauber nachspülen.
   Ungefähr 2mal wöchentlich auskochen.
7. Aufbewahren: Trocken in sauberem, zugedeck-
   tem Gefäß.

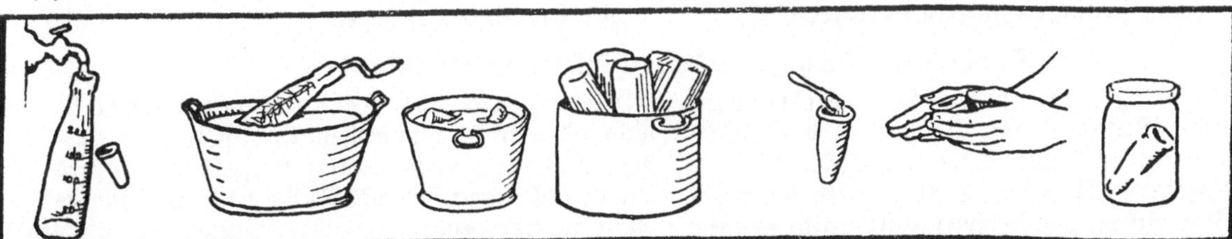

Wärmen der Flasche.

Sie wird ungefähr 5 Minuten in heißes Wasser gestellt, dann geschüttelt.

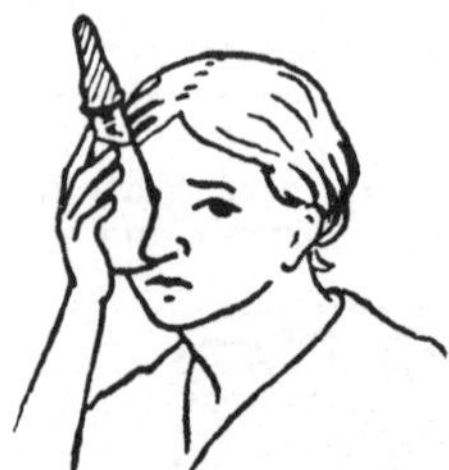 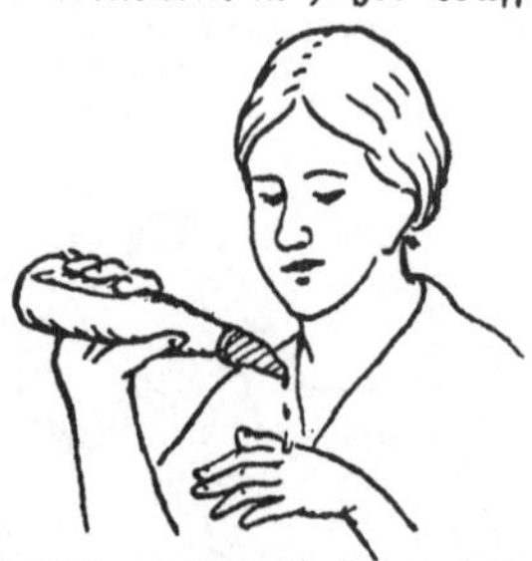 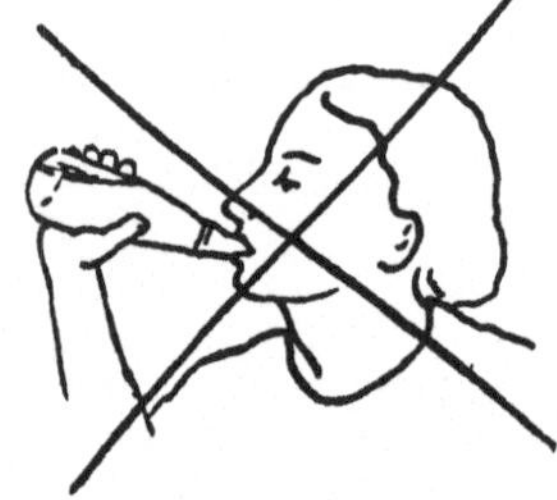

Prüfen der Wärme: am Auge.

Prüfen des Geschmackes: einen Tropfen von der Hand.

Falsches Prüfen der Flasche.
Verboten!!

Darreichen der Nahrung.

Das Kind liegt im Bett oder auf dem Schoße; vorlegen eines Speituches ist ratsam.

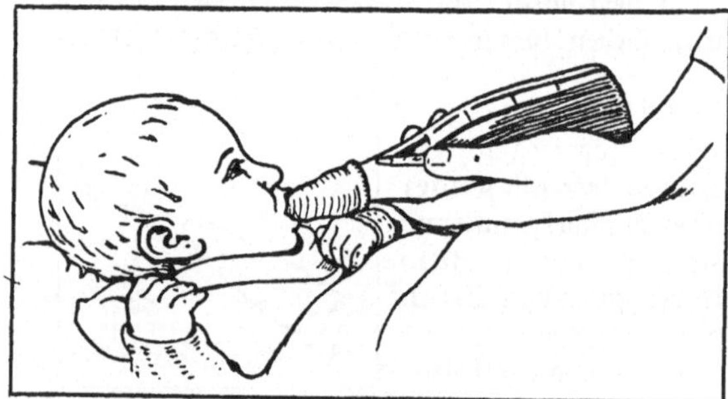 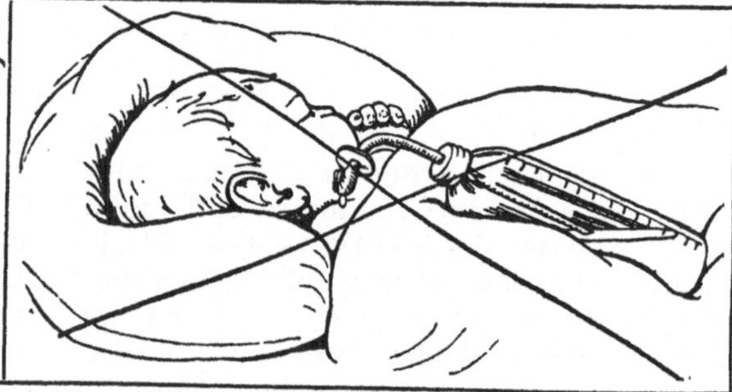

Flasche halten, solange das Kind trinkt!

Warum soll das Kind nicht allein trinken?

Nicht zu steil! Es erschwert das Saugen.

Nicht zu flach! sonst schluckt das Kind Luft; Sauger und Flaschenhals müssen mit Milch gefüllt sein.

Etwas Gegenzug an der Flasche erleichtert das Saugen.

Regelmäßig aufsteigende Luftblasen zeigen: das Kind trinkt gut.

Große, eilig aufquellende Luftblasen, überstürztes Schlucken, Feuchtwerden der Augen: das Kind trinkt zu rasch, zu großes Saugerloch!

Keine oder spärliche kleine Luftblasen: das Saugerloch ist verstopft oder zu klein. Sauger nur mit ganz sauberen Fingern berühren!

Die Milch kann ins Bett laufen oder des Kindes Kleidung durchnässen, dem Kinde aber verloren gehen. Es kann sich verschlucken, erbrechen oder zu ersticken drohen.

Das Kind kann Luft schlucken, wenn die Flasche zu flach liegt oder leer wird.

Es schläft ein, Fliegen naschen und hinterlassen Schmutz, den es nachher mit kalt gewordener Milch schluckt.

Der Magen wird nie leer, weil sich die Mahlzeiten unregelmäßig ausdehnen. — Größere Kinder können die Flasche aus dem Bett werfen oder gar im Bett zerschlagen!

Dauer der Mahlzeit: 5 bis höchstens 20 Minuten.

Die leere Flasche stets sofort entfernen! Nie zum „Nuckeln" oder Einschlafen dem Kinde lassen, denn es schluckt dabei nur Luft.

Aufstoßen lassen [vgl. S. 46], sollte bei richtigem Darreichen der Nahrung nicht nötig werden.

Kinder zum Trinken zwingen, wenn sie nicht oder nicht alles wollen, ist fast immer schädlich! Nahrungsverweigerung entspringt meistens einem gesunden Instinkt! Reste sind nicht für das Kind zu verwenden.

VI. Tageslauf des Säuglings und Erziehung.

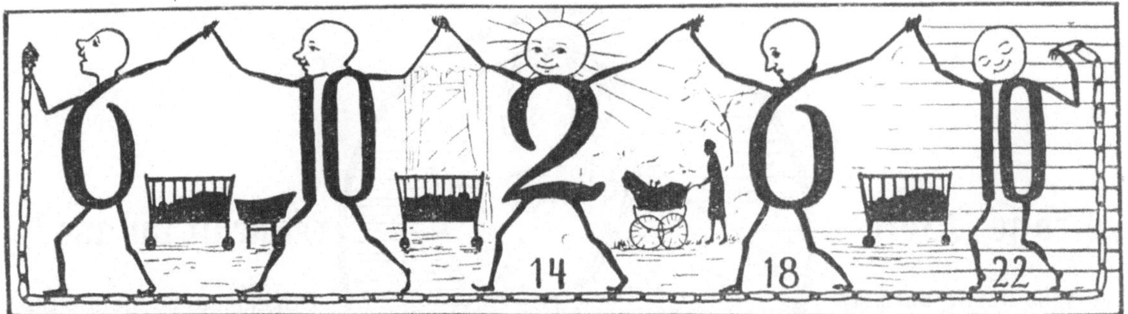

Regelmäßigkeit, Ruhe, Reinlichkeit sollen des Säuglings Tageslauf regieren.

Je regelmäßiger, je ruhiger sich des Kindes Leben abspielt, desto zufriedener, heiterer und gesunder wird es sich entwickeln. **Regelmäßigkeit** erleichtert jede Arbeit, so auch die der Organe. Regelmäßige Mahlzeiten begünstigen die Verarbeitung der Nahrung, regelmäßige Zeiteinteilung den gesunden Schlaf, mit dem das Neugeborene die Zeiten zwischen den Mahlzeiten größtenteils ausfüllt.

Der ältere Säugling wird auch wachliegen und spielen. Dann lasse man ihm **Ruhe!** Er sieht und findet selbst so viel ihm neue Dinge: seine Hände, Füße, sein Bett; er betastet alles, übt sich im Greifen, beobachtet die Bewegung einer Gardine, eines Zweiges, lacht, „redet" und jauchzt, wenn man ihm im Vorübergehen zulacht — ohne schreiend aus dem Bett zu verlangen.

Aufnehmen und Vorführen des Kindes ist zu unterlassen! Verwandte und Bekannte mögen es schlafend im Bette bewundern.

Reinlichkeit! Ebenso nötig und wichtig wie die selbstverständliche Sauberkeit des Kindes und aller seiner Gebrauchsgegenstände, wie die reinen Kleider und Hände (Nägel!) aller derer, die es berühren ist Verhütung von Krankheitsübertragung! Niemand soll unnötig zum Kinde gehen, es anfassen oder gar küssen!

Wer erkältet ist, soll unbedingt fern gehalten werden! Die Rücksicht auf die Gesundheit des Kindes ist wichtiger als auf etwaige Mißstimmung verständnisloser Tanten oder Onkel [vgl. S. 11].

Die Erziehung des Säuglings besteht in zielbewußter, guter Gewöhnung.

Das Neugeborene weiß noch nichts, es lernt die Welt durch Erfahrung kennen. Wir müssen es vom ersten Tage an richtig eingewöhnen, damit es sich später leicht zurecht findet und nicht erst wieder umlernen muß.

Alles, was zu schädlichen Gewohnheiten werden kann, wird gar nicht erst angefangen z. B. Nachtmahlzeit, „Warten", Schnuller, Fingerlutschen usw. „Verwöhnen", also „falsch gewöhnen", dem Kinde sozusagen als erste Grundlage ein falsches Weltbild, falsche Gewohnheiten beibringen, schadet ihm, für Körper und Seele, unmittelbar und für später.

Beispiele: Säuglinge, die man bei jedem Geschrei aufnimmt, werden oft aufgeregt oder ausgesprochen nervös. — Kinder, die alles bekommen, was sie wollen, werden nicht selten appetitlos oder krank durch Nahrung und Naschwerk zwischen den Mahlzeiten. — Da sie sich nie fügen, nie ihre Gefühle beherrschen lernten, verschlimmern sie bei Krankheit oft genug ihren Zustand durch Wehleidigkeit, Ungebärdigkeit oder Auflehnung gegen notwendige Behandlung. — Ein als „Abgott" verzogenes Kind fühlt sich später als „Mensch unter Menschen" leicht unglücklich und macht sich durch Ungezogenheit unbeliebt. — Und wer trägt die Schuld?

Echte treue Mutterliebe, die ihr Kind wohlüberlegt und richtig gewöhnt, steht turmhoch über jener „Affenliebe", die nichts will als verhätscheln, verwöhnen und nicht sieht oder sehen will, daß sie dem Kinde letzten Endes schadet, es unzufrieden, unselbständig und unruhig macht.

9*

Richtige Gewöhnung ist die beste Erziehung.

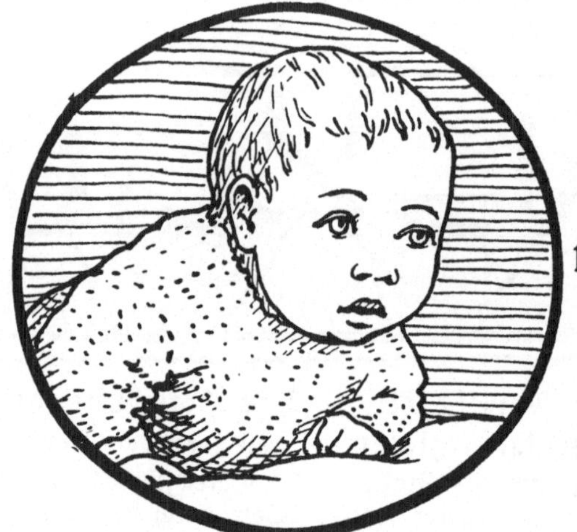

„Große Welt — wie siehst du aus?"

Das Kind lernt durch Er= fahrung „Große Welt — wie siehst du aus?" fragen seine Augen. Lassen wir es von Anfang an nur die rich= tigen Erfahrungen machen, so wird es sich leicht richtig gewöhnen.

Gehorsam wird die Willens= kraft nicht „brechen", im Gegenteil, Gehorsam übt und stärkt den Willen, denn das Kind lernt sich selbst über= winden, Rücksicht nehmen, sich der Ordnung einfügen, es lernt Selbstzucht.

Ruhiges, bestimmtes Verhalten, Ordnung und Pünktlichkeit schont die Nerven der Kinder, beson= ders der erregbaren, weit besser als Nachgiebigkeit! Beispiel: Bemerkt das Kind, daß es nachts zu= weilen aufgenommen oder gefüttert wird, so versucht es das immer wieder zu erreichen und bringt sich und seine Umgebung um die nötige Nachtruhe. Kennt es aber aus Erfahrung die Zwecklosigkeit seiner Auflehnung, so erspart es sich bald die Mühe.

Je älter es wird, desto mehr führt Nachgiebigkeit zu dauernder Unruhe und Auflehnung. Aber nicht das Kind, sondern die falsche Gewöhnung ist schuld, wenn es „nicht allein einschläft", nicht „im Laufgitter bleiben will", alles mögliche nicht ißt oder niemand essen sehen kann, ohne selbst etwas zu bekommen.

Gewöhnung an Gehorsam ergibt sich als selbst= verständliche Fortsetzung der gut geordneten Ge= wöhnung des Säuglings. So selbstverständlich dieser ruhig im Bett bleibt, so selbstverständlich muß dem Kleinkinde der Gehorsam werden. Auch das wird dem Kinde durch Mangel an Folgerichtigkeit nur schwer gemacht. Um unbedingt folgerichtig bleiben zu können, soll nur wohlüberlegt befohlen oder verboten, dann aber auch durchgesetzt wer= den. (Falsch ist z. B. „Laß Vaters Bleistift liegen!" Das Kind läuft damit fort, bekrakelt die Wände und — Mutter kümmert sich nicht weiter darum.)

Auch bei Krankheit dürfen gute Gewöhnung und Erziehung nicht vernachlässigt werden, denn ge= rade da sind Ordnung und Pünktlichkeit doppelt wichtig. Wie schwierig, wenn jetzt erst mit der nö= tigen Gewöhnung angefangen werden muß, wenn das Kind unablässig nach verbotenen Speisen ver= langt oder nicht im Bett bleiben will. Wie viel besser, wenn ihm das alles von vornherein selbst= verständlich ist!

Ganz unangebracht ist das Bedauern kranker Kin= der. Es verstärkt unnötig das Gefühl von Unzu= friedenheit, Kranksein und Unbehagen und ver= kümmert dem Kinde die glückliche Fähigkeit, leicht zu vergessen [S. 14]. Oder die übertriebene Nach= sicht und Verzärtelung bei kleineren oder größeren Leiden lassen ihm den Zustand so wichtig oder er= wünscht erscheinen, daß er durch rein seelische — allerdings wohl meist unbewußte — Vorgänge un= nötig oft heraufbeschworen wird (z. B. „Wut= krämpfe", „Brechen bei nicht gewünschter Nah= rung" usw.).

Ebensowenig ist Bedauern am Platze, wenn das Kind sich stößt oder fällt. Es wird so nur zur Weh= leidigkeit und Widerstandslosigkeit gegen Schmerz erzogen, und man kann aus seinem Geschrei nicht mehr entnehmen, ob ihm etwas geschehen ist oder nicht. Viel besser hilft ihm Ablenkung: „Steh nur auf! Ist die Puppe auch gefallen? Ist sie noch heil?" Ganz verkehrt wäre aber: „Böser Stuhl

63

kriegt dudu!" oder sonstiges Bestrafen unschuldiger Gegenstände. Unwillkürlich lernt das Kind dann stets die Ursache (Schuld) in seiner Umwelt zu suchen statt in eigener Unfähigkeit. (Nebenbei: Ein Fehler sehr vieler Menschen!) Lieber sehen wir nach, ob der arme Stuhl noch heil ist, oder versuchen, ob der zu schnell gelaufene Weg geschickter, langsamer gemacht werden kann. Hat sich das Kind wirklich verletzt, so kann ihm rascher und besser geholfen werden, wenn es gewöhnt ist, sich zu beherrschen und zu gehorchen.

Achtung, was das Kind sieht und hört! Es versteht viel früher als es spricht, und mehr, als man meist denkt! Von ungefähr ¾ Jahr an soll in seiner Anwesenheit nicht von seinen Taten oder Leiden gesprochen werden. Unarten werden keinesfalls belacht oder gar wiederholt!

Nie „Kinderdeutsch" mit Kindern reden! Abgesehen von der Albernheit erschwert es das richtige Sprechenlernen und kann Sprachfehler verursachen, die für das Kind später recht unangenehm sind.

Nicht verwöhnen, falsch gewöhnen, nicht verziehen, also falsch ziehen, sondern erziehen, zu frohen, brauchbaren Menschen heranziehen, das sei das Ziel unserer Arbeit am Kinde.

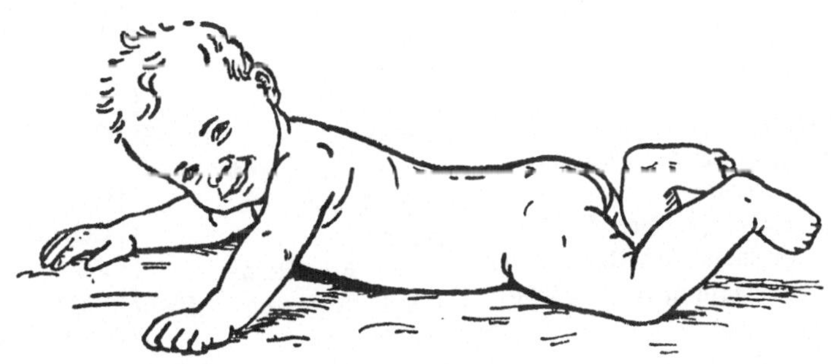

Schlußwort.

Klein und hilflos ist das Menschenkind, wenn es sein Leben beginnt, ganz auf uns und unsere Pflege angewiesen. Dieser verantwortungsvollen Aufgabe können guter Wille und Zärtlichkeit allein ebensowenig gerecht werden wie starre, mechanisch angewandte Regeln. — Gründliche Kenntnisse und liebevolle Sorgfalt müssen uns helfen, alles, was dem Kinde schadet, zu vermeiden, seine berechtigten Wünsche zu erraten und zu erfüllen, es gut und richtig zu pflegen. Der schönste Lohn aller Mühe wird sein, wenn sich unser Liebling gesund und fröhlich entwickelt.

Register

Leibesübungen, Spiel und Tanz
